クリッチュリー鏡像書字

訳編

本村　暁　行橋記念病院・副院長

解説

波多野和夫　佛教大学社会福祉学部・教授
田代　邦雄　北祐会神経内科病院・顧問
杉下　守弘　脳血管研究所・教授

株式会社 新興医学出版社

MIRROR-WRITING

BY

MACDONALD CRITCHLEY,
M.D., M.R.C.P.
Registrar, National Hospital, Queen Square

Copyright © MIRROR-WRITING by MACDONALD CRITCHLEY
English reprint and Japanese translation rights arranged with Kegan Paul International Ltd through Japan UNI Agency, Inc.

本書は、MacDonald Critchley 著 MIRROR WRITING（London : Kegan Paul, Trench Trubner & Co. Ltd. ; 1928）の全訳に解説を加えて編集したものである。

レオナルド ダ ヴィンチ手稿からの抜粋〔"Feuillets inédits reproduits á près les originaux conservés à la Bibliothègue du Chateau de Windsor"（Rouveyre, Paris, 1901）より Royal College of Surgeons の許可を得て掲載〕

訳者・解説者　略歴

本村　暁（モトムラ　サトル）

行橋記念病院　副院長
1974年　九州大学医学部卒
　九州大学、産業医科大学、九州労災病院、御所病院、などを経て2011年より現職

医学博士　日本神経学会専門医・指導医
専攻　臨床神経学、失語症
著書　「臨床失語症学ハンドブック」（医学書院）

波多野 和夫（ハダノ　カズオ）

佛教大学社会福祉学部　教授
1975年　京都大学医学部卒
　大阪赤十字病院、国立京都病院、国立精神・神経センター精神保健研究所、
　滋賀県立精神医療センター、名古屋刑務所医務部、などを経て2009年より現職

医学博士　精神保健指定医
専攻　精神医学、神経心理学
著書　「言語聴覚士のための失語症学」（医歯薬出版）など

田代　邦雄（タシロ　クニオ）

北祐会神経内科病院　顧問
1964年　北海道大学医学部卒業
　横須賀米国海軍病院、米国ケース・ウェスタン・リザーブ大学神経内科、
　米国セントルイス大学神経病理、北海道大学講師、助教授、教授（神経内科）、
　北海道医療大学教授、などを経て2008年より現職

医学博士、日本内科学会・日本神経学会・日本神経治療学会名誉会員
専攻　臨床神経学、神経症候学
著書　臨床神経内科学（分担編集／南山堂）、神経症候学の夢を追いつづけて（悠飛社）

杉下 守弘（スギシタ　モリヒロ）

脳血管研究所　教授
1968年　早稲田大学文学部哲学科卒
1973年　東京大学大学院医学系研究科博士課程修了
　東京大学医学部助手（脳研究施設）、（財）東京都神経科学総合研究所副参事、
　東京大学医学部教授、東京大学医学部音声言語医学研究施設長、などを経て2011年より現職

保健学博士、医学博士
専攻　神経心理学、認知神経科学
著書　右脳と左脳の対話（青土社）、神経心理学の源流（失語症編）（失行・失認編）（創造出版）、
　　　言語と脳　講談社学術文庫（講談社）

目　次

I．臨床的側面 …………………………………………………………1
- 古い文献から …………………………………………………………2
- Fox and Holmes の症例 ……………………………………………3
- ダ・ヴィンチ ノート …………………………………………………4
- 意識・注意の障害と鏡像書字 ………………………………………5
- 言語発達と鏡像書字 …………………………………………………5

II．発生機序 ……………………………………………………………8
- visual hypothesis ……………………………………………………8
- motor hypothesis ……………………………………………………9
- その他のメカニズム説 ………………………………………………11
- Drinkwater の症例 …………………………………………………15
- 鏡像書字を読む能力 …………………………………………………16
- Fraenkel の症例 ……………………………………………………18

III．アルファベットの発達 …………………………………………19
- 文字の起源 ……………………………………………………………19
- 犂耕体とは ……………………………………………………………19
- Clapham の症例 ……………………………………………………21
- 利き手の問題 …………………………………………………………22

Ⅳ．倒立書字と下向き書字 ……………………………………24
- 概説 ………………………………………………………24
- Ohm の症例 ………………………………………………24
- Degalliers の症例 …………………………………………25
- 倒立書字の症例 ……………………………………………26
- 下向き書字 …………………………………………………28

Ⅴ．逆転発話 ………………………………………………32
- 概説 ………………………………………………………32
- Pick の症例 ………………………………………………32
- 逆転発話の分類 ……………………………………………34
- Collier の症例 ……………………………………………38
- Downey の症例 ……………………………………………39

参考文献 ………………………………………………………41

解説

鏡像書字について …………………………………波多野和夫　43
臨床神経学のなかの鏡像書字 ………………………田代邦雄　54
鏡像書字の諸相 ……………………………………杉下守弘　69

解題

科学のなかの鏡像書字 ………………………………本村　暁　79

あとがき ………………………………………………………85

I. 臨床的側面

はじめに

　鏡像書字（mirror-writing）（同義語、ecriture en miroire［仏］、Spiegelschrift［独］、lithographic writing、levography、abduction-schrift、scrittura speculare）とは、通常と反対方向に書かれ、各々の文字も反転した書字をいいます。書かれた文字は、鏡の前に掲げないと判読が困難で、鏡像書字の身近な例には、吸い取り紙にみられる文字の跡があります。

　鏡像書字は最も対照的な2つの状態―すなわち知的障害を有するものと、高い知能をもった者―にみられます。Soltmanは、鏡像書字を病んだ精神の鏡であると述べていますが（"in der Spiegelschrift der Spiegel und Ansdruck einer kranken Seels"）、これは本来正常な過程である、とみている研究者もいます。鏡像書字は小児にも成人にもみられ、無意識にでも、故意にでも生じることがあります。

　鏡像に書くことは少しの練習で誰にでもできる、ということが重要です。また、無意識に逆転した文字があらわれる手技があり、たとえば、前頭部に貼った紙や、カードの裏面、身体と直角の矢状断面の両面、これらに書くと文字は鏡像書字になることがあります。しかし、このような行為は手品じみたもので、当面の問題には何ら答えを与えるものではありません。

本書に述べられる内容は1928年3月7日、パリ警視庁付属医務室において口演された。

●古い文献から

おそらく最古の文献は、1698年にLentiliusによって書かれたものと思われます。彼は、"Miscellena medicopractica Tripartita"の中で、左利きのてんかんの少女について短く報告しています。この少女は鏡を使わないと読めない"inveris litteris"を左手で書く習慣がありました。2、3年後に彼は、2例目の患者を診ています。Norldingの軍人で、戦闘で右手が切断され、後に左手を用いて鏡像的に書きはじめました。Lentiliusは説明の困難なこれらの症例に、深い印象をうけています。

それからほぼ2世紀の間、これらの問題に関して新たに言及されることはありませんでした。1878年、Buchwaldは、左手で鏡像の文字を書いた右利き片麻痺の3例を報告しました[1]。この異常（鏡像書字）と片麻痺の関連が1872年にLibermeister教授、1873年にLeichtenstein教授の教室で言及されたことは事実ですが、先取権はBuchwaldにあります。その後、この現象が多くの片麻痺症例で観察されてきました。文献に残された症例も少なくありません。例えば、Fraenkelの79例の片麻痺の症例では、21例が左片麻痺でしたが、このなかで3例が麻痺手で鏡像書字を書きました。58例の右片麻痺の症例のなかで、21例では、左手で鏡像の文字を書きました（図1）[2]。

残念なことに、大部分の報告では臨床的に重要な点が述べられていません。すなわち、失語症があったか否か、そしてそれがどのようなタイプのものであったか、左側の失行症の有無や、読字能力や知的能力の程度などです。これらは必要なデータです。また、文献にはこれらの症例の病巣部位について正確な解剖学的データは殆どありません。私のみた限りでは、Fox and Holmesの症例が適切な剖検確認を有する唯一の例です[3]。

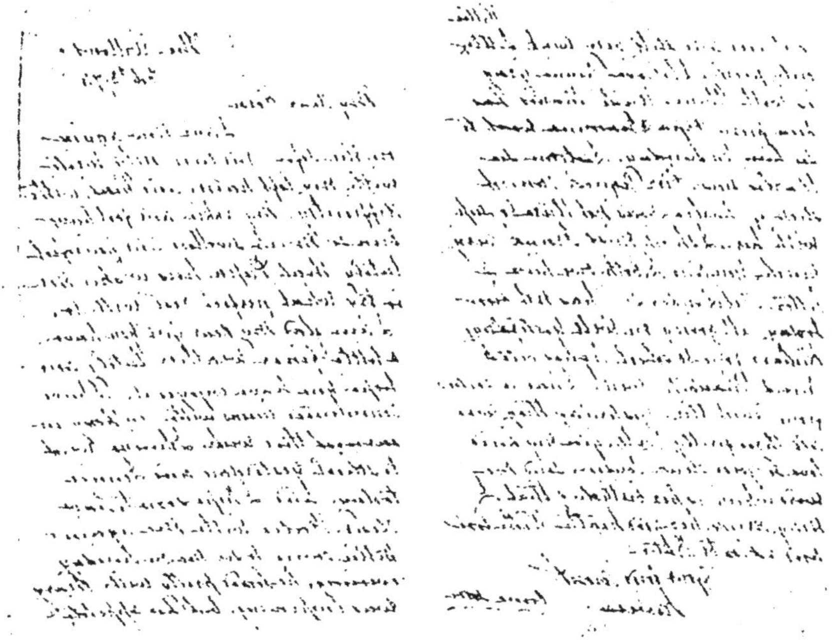

図1. 右片麻痺のある老婦人による、鏡像文字で書かれた手紙（PC Cloake博士の好意により掲載）

● Fox and Holmes の症例[3]

　55歳女性が脳腫瘍で死亡した。彼女の生涯の末期数ヶ月には、頭痛と嘔吐、進行性の遅鈍、けいれん発作がみられた。言語はジャルゴンに崩れ、読むことはできなくなった。右同名半盲がみられた。左頭頂葉の後上方の皮質に神経膠腫がみられ、角回が侵されていた。

　Morlaasは最近、左シルビウス動脈の角回枝の閉塞で生じた特徴的な症候群を報告しました。その例は、明らかな麻痺、失語、失行はなく、臨床像は、失読、アナルトリー、左手の鏡像書字でした。

● ダ・ヴィンチ ノート

　この問題について、Leonardo da Vinciの有名な手稿を想起されることでしょう。この有名な原稿は、全ての主題について、詳細な注釈と描画が記された5000枚以上からなるものです。これらの記録は、公表を意図したものでなく、自分自身で用いるために書かれたものと信じられています。非常に興味深いことに、これらの原稿は鏡像書字で書かれています（本書の口絵）。

　これほど目立つ現象が殆ど考察されていないのは、不思議に思えます。そしてダ・ヴィンチはこの形の書字を、異端者的な内容を教会の検閲から隠すために用いたと広く推測されています。

　しかし、彼が著作の内容を隠すことを本当に望んでいたのならば、この形の暗号は、むしろ目立つものであると言われていました。また、彼の欄外のスケッチの細部や色の濃淡から、ペンは左手に持っていただろうということが推測されます。ダ・ヴィンチの引退後、Ammboiseに彼を訪ねたAntonio de Beatisの日記の中に、つぎの一文を見出しました。"わたしは、右手に麻痺をきたしたので、もはや以前のように楽しく描くことはできない"ということです。これより、片麻痺後の鏡像書字であったという魅力的な説がなりたちます。

　しかし、このもっともらしい仮説にとって不運なことに、ダ・ヴィンチは20歳の時以来、明らかに、習慣的にこの方法で字を書いていたという事実があります。真実かどうか疑わしいひとつの手紙を除いて、ダ・ヴィンチによって書かれた正常の文字として知られた記録はほとんどありません。しかし、数字は一貫して、右向きに書かれました、そしてついに、彼の仲間たちの証言のもとに、ダ・ヴィンチはいつも字を書くとき、左手を使っていたということに気づきました。Pacioliには次の記述があります。

「私はまた逆に左手で書いてみたが、それはご承知のとおり、分光計で見るか、左利きだったレオナルド・ダ・ヴィンチがその絵画作品を灯りに照らしたと言われるように、紙を裏返して光にかざさないと読めないような代物だった（原文イタリア語）」。

深く調べれば調べるほど、問題はより複雑になっていきます。

● 意識・注意の障害と鏡像書字

鏡像書字が生じる2番目の大きな部類classに、意識または注意の部分的乖離の状態があります。

例えば、困惑、軽い感覚脱失、興奮、解離状態などの半覚醒状態で、鏡像文字が生じます。

機能的（非器質的）な左側半身感覚脱失に悩んでいたFullersのある女性患者は、左手が右であるという暗示が与えられると、完全に逆転した字を左手で書きました。彼女は、腕のいかなる動きにも気づいていませんでした[4]。

鏡像書字は、心霊術においてプランシェットを用いて書かれてきました（Critchley）[5]。

放心状態にあるときの鏡像書字は稀ではありません。FullerとMillsは、右手で送信するためのキーを動かし、左手で、入ってくるメッセージを鏡像的に走り書きする電信技師に言及しています。Fullerの別の患者は、できるだけ速く、電信ブザーをたたき、同時に、アルファベットを逆に暗唱し、そしてまた、左手で字を書くようにいわれました。この時、多くの単語が完全に逆転していました。

この現象は、催眠術のもとでしばしばみられるようです。

● 言語発達と鏡像書字

鏡像書字が生じ得る第3の主要な部類classに、子供たちが文字の習得

に努力している時期の鏡像書字があります。正常な子供が、個々の文字や、あるときは、全音節あるいは単語全体を逆転させることがしばしばあることはどの教師も知っています。実際、文字の正しい方向がわからない状態がつづくのは稀ではなく、教育のない成人が間違って書いた活字体のSとNの文字をみることはしばしばです。概して、文字や単語の正しい方向はまもなくわかるようになりますが、左利きの子供たちでは、部分的な鏡像書字の出現をみる確率がかなり高く、その欠陥が根絶されることはかなりむずかしいものです。時に、鏡像書字になりやすい傾向が成人になるまで潜在したままのこともあり、異常に疲労した状態で顕在化することもあります（Downey）[7]。

　知的に遅滞のある幼児の例では、鏡像書字がより頻繁にみられます。Gordenは、通常の私立上級小学校よりも知的障害者の施設の子たちの方が、鏡像書字を書く児の数が16倍であると報告しました[8]。左利きと知的障害が合併すると、鏡像書字になる傾向はさらに増えます。すなわち、鏡像書字を書く右利き者ひとりに対し、15人の鏡像書字を書く左利き者がいます。Lochteは、次のことを述べています。知的障害の子供たちのうち50％が、鏡像型の字を書きましたが、健常対照者での数字は、16％でした。Landesの統計はより小さな頻度を示していますが、そこにもまだ差があります[9]。彼のシリーズでは、障害のある児の17％が鏡像文字を書きましたが、健常児では、その頻度は2.5％でした。精神発達遅滞児は、成人になっても鏡像に書き続けるかもしれません（図2）。

　軽度の痙性対麻痺の児は、知的遅滞があろうとなかろうと、鏡像書字を書く他のよくみられるタイプです。また、どちらか一方の手で書かれた鏡像書字は、先天性の語盲の子供たちが遅れを取り戻そうと努力して字を書くときにみられます。

　鏡像書字が出現する主な状態は、このようなものです。

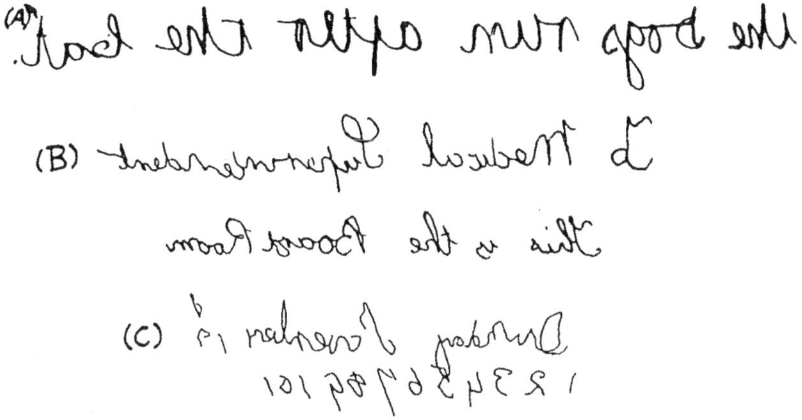

(A) The Dog run after the bat.

(B) A Medical Superintendent
   This is the Board Room

(C) Dundas Jordan is
   1 2 3 4 5 6 7 8 9 10

図2．成人知的障害者による鏡像書字
　　（A）36歳の知的障害者の左手書字
　　（B）進行麻痺患者の左手書字
　　（C）52歳の知的障害者の左手書字
　　どの患者も鏡像文字を読めなかった

　鏡像書字には多くの分類が提示されてきました。すなわち、「後天性 対 先天性」、「自発的に書かれたもの 対 実験的に書かれたもの」です。一方、Sterlingは、左手の鏡像書字、右手の鏡像書字を別個に論じています[10]。

II. 発生機序

　鏡像書字の発生機序を説明するために、さまざまな時代に多くの説が提出されてきました。しかし、どの説もあらゆる型の症例についての事実をすべては説明できません。これが第一の欠点です。ひとつの説は、特殊な場合に適用されるときには適切ですが、別の症例にそれを適応しようと試みるとうまくいきません。

　異なった多くの状況でおこる鏡像書字のような問題は、いかなるひとつの説でも説明されないことが推測されます。

● visual hypothesis

　最も独創的な仮説は、Sweeney[11]、Hale と Kuh[12]、Pendred[13] によって提案され、最近 Orton によって提唱された visual hypothesis です[14]。

　外の世界がヒトの網膜に投射され、逆転したかたちで皮質に表象されることは、よく知られています。しかしながら、正常な精神のもとでは、このゆがんだ映像を修正することは困難ではありません。上下（天地）の関係は、修正するのは最も容易なので、上下の方向が疑わしくなることは決してありません。一方，左右の側方の関係は後々まで混乱しているようで、そのため、水平面での識別は、あまり迅速にはできず、より大きな誤りを伴うことがあります。

　"Your Army left"（陸軍の左―陸軍で使われる「左」というのは状況によって変わる（訳註））という言葉があるように、左と右の操作を交互に実行するときに混乱する新兵は必ずいるものです。

　その結果次のように説明されてきました。鏡像書字を書く人は、逆転

した脳内イメージの心理的調節が左右方向でのみ不完全で、上下方向は、正常に修正される。したがってそのような人で、左右方向で混乱する生得の傾向がそのまま続き、これが、鏡像書字として明らかになるということです。

　Ortonは更に続けてつぎのことも示唆しています。視覚イメージは、ぶつかりあっており、片側の後頭葉は、他側の半球のイメージの鏡像である。健常人では、これらのイメージのひとつは抑制され、他側が優位半球に属するものであれば存続する。鏡像書字を書く人、とくに先天性盲（congenital blindness）を合併する人では、一側半球優位性が生じず、その結果、対象や対象同士の関係、語の系列に混乱が続くことになる、というものです。

　視覚の心理学において上の見解が正当か否かの問題とは別に、この仮説は魅力的ではあります。しかし、我々の知る資料のすべてに適用できないことも明らかです。

● motor hypothesis

　第2の、より一般的に採用されている説はErlenmeyerのmoter hypothesisです[15]。これは、一方の手の最も自然な動きは、他方の手の動きの鏡像の複写であるという説明に凝縮されます。両手ともに、外向き、外転、遠心的な動きは、最も容易で、協同的で制御された動きをします。

　このことは一般に、多くの例で示されます。

　右利きの外科医は、メスで切開しようとすると、自然に左から右に動き、左利きの外科医は、同様に切開を右から左方向に行います。チョークで黒板に書くとき、右手にチョークを持っていると、人は自然に、直線を左から右に引きますが、左手に持っているときには、右から左に描きます。同様に、黒板に描かれる円は、自然に、右手では時計回りに、左手では、反時計回りに描かれます。ねじを回す、カップのお茶をかき

回すというよく知られた動作の例もこれに加わります。

　自発的な両手書字の場合には、(両手にペンを持つ) 左手は、自然に鏡像的な態度をとります。右手である文字を、そして左手で別の文字を書くことは、非常に困難で、それは、左手には殆ど不可能です。反復拮抗運動 diadochokinesis 検査のような前腕の速い交互運動では、一側上肢の動きは他側の鏡像的な動きを伴います。すなわち、自然な自動的な動きは対側の鏡像的動きで、そのような両手の動きは両側の同じ神経に支配される筋収縮 (運動) 系列の結果なのです。

　この説を適用すると、鏡像書字は左手の最も自然な様式で、それは外転的、遠心的書字ですが、右利きの人の右手書字のまさにその相同物であるということになります。事実、左手が逆向きに (内転方向、左から右に (訳註)) 字を書くならば、その手は不自然な方法で紙の上を横切って動かさなければならないし、その手書きのものは書かれるやいなや指で覆い隠されるでしょう。

　ある著者たちは、これらの機械論的なデータよりさらに進んで、両半球に実際の書字中枢の存在を示唆してきました。すなわち、右利きの人の場合は、右側の書字中枢は潜在的であるとしているのです。

　書字のような複雑な作業が繰り返されると、左半球の運動野に書字中枢 writing centre と略称される超皮質性経路の複合体が形成され、それが十分に確立されると、書字は慎重さや努力をあまり要しなくなり、より自動的な動きに近付くだろうということが考えられていました。さらに、次のようなことが信じられています。書字に関係した筋肉運動の記憶は、両半球に貯えられ、結果として、右脳では、潜在的な cheiro-kinaesthetic centre (Nobenstrom) となり、右と左の神経機構は、お互いの鏡像の複製であるということです。

　この説をさらに熱心に発展させている人もいます。左手・右半球の潜

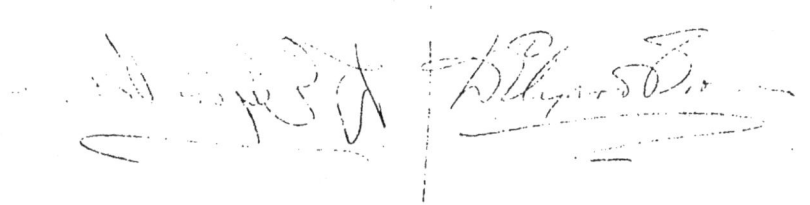

図3. 健常者による両手による自発的な鏡像書字

在能力を養う万能両手利きを主張する者にも事欠きません。
　ある米国の著述家は、この両手式（bimanual cult）が、24時間のなかの3時間の睡眠中のみに出現できるものと主張しています。
　例えば、このようなことです。

　目覚めの時間から4：30pmまで、彼は、読み書きなどを普通の右利きで行って時間をすごす。4：30pmから5pmまで左利きの練習をする。その終わりには、もう左利きの準備が出来ている。早朝3時まで、左手で鏡像に字を書いたり、鏡とテーブルランプを使って読書をして、時間を過ごす。それから3時間の睡眠により、彼は、完全に、左脳の世界の昼の仕事のための新規の準備ができる。このようにして、左と右半球を交互に使うことにより、完全に右利きの人の仕事の2倍の能力をもつようになるのである。
　このように主張しているのです。

● その他のメカニズム説
　もし鏡像書字が、左手で自然な様式ということが明らかならば、同時に疑問も生じます。我々は何故、皆が左手でこのように字を書かないのか？

ここで問題の心理学的側面が浮かび上がります。運動複合と知的複合の2つの要因の相互作用が考慮されなければなりません。

　誰もが左手で鏡像に字を書くわけでない理由は、専ら教育の結果です。経験上、ヨーロッパの言語は、きまって左から右方向に読まれ、鏡像書字は、機序としては容易であるものの、特殊な誤ったものとして人の目をひくものです。したがって、注意・知覚・認知の能力が、左手書字が外側に向かうように促す原始的衝動を抑制するのです。

　さまざまなタイプの鏡像書字に対してはこれらの説を採用できるかもしれません。右側が麻痺し、左手で鏡像で字を書く片麻痺の症例では、失語症の存在が、重要な要件となります。大部分の例で、言語障害のタイプに関して完全な情報は入手できませんが、言語の視覚要因がいつも混乱しているということは、十分考えられます。読字障害の存在はそれゆえ、コントロール機構の廃絶によって心理学要素となります。したがって、患者は、右半球におそらく局在しているだろうと思われる、蓄積されたcheiro-kinaesthetic memoryの独立した働きに委ねられるのです。

　また多くの症例で、FraenkelやSterlingが主張してきたように、左手にideatory apraxia（"観念運動失行"の意か？（訳註））があります。これは、目的をもった協調した運動の共動を不可能にするものです。それゆえ、複雑な動きは、意図的に始めると正確に遂行できないけれども、自動的でより無意識的には、正確になされることがあります。そのような症例では、書字は意図的に始めることは不可能であるかもしれませんが、もし原始的な刺激に反応する形では、自動的に鏡像的になされるでしょう。

　解離状態（原文hysteria）や催眠状態、半意識状態（partial consciousness）で出現する鏡像書字の場合には、抑制の一時的な除去という要素が必要

です。そして、より深く根付いた過程をコントロール不能とします。

同様の説明は、子供が字を書き始める最も早い時期での試みにみられる逆転の問題に援用されます。子供の最初の書く試みは、たいていどちらかの手ででたらめになされるなぐりがき様のものです。のちに、子供は絵を描こうと試みます。このとき、自身で率先して、あるいは、両親か看護師の監視のために、子供はたいてい、片方あるいはもう一方の手の好みを示します。子供が絵を描く方向付けを行うその方向には、多くの注意が払われてきました。右利きの子供は、その絵の輪郭を左側に方向付けることを好むし、あるいは、動物、自動車、鉄道列車などの場合、頭部や前の部分が左にあることがしばしば述べられています。

左利きの子供は、同様に、右側に向ける傾向があります。

いく人かの著名人はさらに続けて、例えば Mlle Ioteyoko は Mlle Kipiani の業績を次のように引いています[16]。

「子供たちはほとんど全て、描くように言われたら輪郭を左向きに描く。さらにヨーロッパの全ての画廊の絵（複製）のみならず多くの画家の原画を調べると、大部分は一側のみ—左向き—を向いている。人や馬、自転車、飛行機、地上や空中を動くすべてのもの、ヒトの手で向きを与えられたすべて。それらはキャンバスや紙のなかで左に向き、歩き、走り、飛んでいる。それは、私達が絵や素描を左向きに描くのは専ら右手を用いるからである。左利きや両手利きの画家が人物画を反対に向けることは、この説の有力な根拠となる」。

一方、Barfield Adams は、この見解を巧みに批判しました。美術において"片麻痺の描画" hemiplegic drawing と称されているような描画の偏位はないと述べたのです[17]。すなわち、正常な子供によって描かれた135枚の絵画のなかで、右利きの子供たちの作品の24.7％だけが、右向きで、また、左利きの子供たちの例では、大部分がそれらの絵を左に向けており、26.6％だけが、右に向けられていました。また、知的障害者

の学校に通う子供たちの描いた34枚の絵画のうち、6枚が左手で描かれていましたが、1枚だけ右向きでした。28枚の右利きの作品のうち、1枚を除いて全てが、左向きでした。このように右利きでは絵を左向きに描き、左利きでは右向きに描くとは、立証されませんでした。

ほとんどの子供たちが、左利きであろうと右利きであろうと、その輪郭を左向きに描くことをより好むようです。子供がその絵を右向きか左向きかに、ランダムに決めるということが、正しいようです。

子供が、字を書く段階に到達するやいなや、同時に、文字や単語は必然的に決まった向きに方向付けられるという事実に直面します。単語は、左から右に自然に進むということを理解するようになります。したがって、一時的にわからずに、文字や単語の逆転がときにあらわれる時期があるのは、ごく自然なことです。

左利きの子供は、さらに余分な負担をもっています。彼は、自分がぎこちない不自然な方法で字を書くように強いられると感じています。外転、遠心方向の動きという先天的傾向と逆の方法で、紙の上を横切ってペンをはこばなければなりません。したがって、鏡像書字は、左利きの子供たちの間では、より頻繁に認められるものです。

精神発達遅滞のある人では、困難はさらに大きくなります。というのは、正しい字を書くのに必要なその能力が、後々まで発達することがないからです。その結果、彼らの多くは、文字に完全には慣れ親しんでない段階、すなわち、方向の誤りが容易にあらわれる段階から発達しないでしょう。その上、彼らは、それまでしてきたことを無批判に繰り返す傾向があり、その後も偶然の誤りを訂正しません（Fildes）[18]。知的障害と左利きが同時にあると、鏡像書字の傾向が一層強くなります。

Little disease、脳性対麻痺の子供の症例では、さらに別の要因が関連しています。この場合には、一方の上肢の随意的な動きが、他方によって無意識的に模倣されるというよく知られた傾向があります。この

"imitative synkinesis 模倣的共同運動"は、その患者を本当に困惑させるほどであるかもしれません。その子供が、右手で字を書こうとすると、左手が同様の動きをします。それらは、同一の動きを伴うので、必ず、本来の動きの鏡像となります。もし、子供が、左手にペンをもてば、自然に鏡像書字になります。Drinkwaterによって記された興味ある症例があります。

● Drinkwaterの症例[19]

13歳の少年は知覚転位とともに、両手に、甚だしいimitative synkinetic movementを示した。鉛筆を両手に持たせ、右手で字を書くように言われれば、少年の左手は、鏡像的動きをとった。また、左手で鏡像で字を書くように言われれば、右手は、「右手の書字」dextrad writingを示した。同様な共同運動が、彼の家系の他のメンバーにもあった。そして4世代を通して、追跡することができた。

模倣連合運動は、また、麻痺症状とは独立した先天的特質としておこることもあります。BurrとCroweは、ジストニアや麻痺、何ら錐体路徴候もみられない27歳の男性の例を報告しています[20]。この症例は、左手が、右手のどんな動きにも絡んでくるので、生涯を通して、非常なハンディキャップをもっていました。この異常は、出生以来ずっとみられていました。彼は、両手の筋肉を別々の方向で同時に使うことを必要とした職を習うことから締め出されていました。25歳で、彼は、海軍に加わったが、ロープによじ登ろうとした時、災難に遭ってしまいました。その船の外科医は、その男性に2本の鉛筆を、各々の手に1本ずつ持たせると、左手はいつも、右手が使われるのと同時に不随意に鏡像を書くことに気づいています。

Typholexia（typlhlolexia）失語症、strephosymbolia 読書困難、congenital wordblindness 先天性語盲、これらの異常の本態が、何であるかは別と

して、鏡像書字を生み出しやすい同じ要因が、これらの病態のなかにあるのは確かです。単語の記憶での視覚イメージの欠陥は、明らかです。

　これが左右方向における、不完全な空間方向付けの結果であるかどうか、あるいは、Ortonのequipotential hemispheresの説が正しいかどうか、まだ断定はできません。Grayは、読書に少なくとも困難を感じているいくつかの症例では、不完全な眼球運動が先行し、おそらくそれが読書困難をひきおこしているだろうと考えています[21]。確かに、これらの子供たちの読書時の努力や欠陥がより注意深く検討される時、これらの見解は有力です。

　この点で多くの著者は、語盲の子供は、dとb、qとpのように似ているが位置が反対になっている字体を混同する傾向があるという事実に注目してきました。第二に、彼らはしばしば、not、dog、catのような一音節の単語を読みまちがって、ton、god、tacと発音します。より長い単語や多音節の単語では、tarnishがtarshin、grayがgary、streetがrest、tomorrowがtworromと読まれるような部分的逆転が生じることがあります。したがって、これらの子供たちの書字努力において、部分的あるいは完全な逆転をみても、驚くにあたりません。

　語盲の症例で、運動複合の役割はとるに足りないものであるということは、子供たちにアナグラムで単語を組み立てたり、文字をcardbordに貼りつけたりさせることで、容易に証明でき、この状況では、単語は無作為に組み立てられ、時には正確、時には逆転した形になります。単語の方向は、最終的にはおそらく、最初の2つの文字のお互いの偶然の位置によるものでしょう。

● 鏡像書字を読む能力

　鏡像書字を書く人が、自分の書いたものを読むことができるかどうかという問題があります。答えは、患者固有の問題であるということです。

片麻痺のある鏡像書字の例では、おそらく、正常な文字も逆転した文字も読むことができないでしょう。また、実際そのような患者は、おそらく、自分で書いた文字が何らかの点で特殊であるということに気づきません。先天性鏡像書字の人は、―左利きを伴った場合は特に―彼らの書いたものをおそらく全く読むことができないか、あるいは読めてもゆっくりと非常な困難を伴ってしかできません。先天性鏡像書字では「書くのは容易であるが、読むのは非常にむずかしい」といわれています。しかしながら、先天性語盲の症例では、単語がどの方向に書かれていても、同じように読みは困難です。したがって、彼等が鏡像書字と右手書字を同じように読む、という学習の過程があるのでしょう。

　読むことが可能か不可能かということから生じてくるのは、鏡像書字を書く人は、どのような方法で模写するかという問題です。右手書字で書かれた句や語を模写するように言われたとき、人はどのように行うのでしょうか？

　症例により結果はまちまちで、他の多くの要因によりますが、主なものは単語の型（pattern）の理解です。このように、患者がその型を読んで理解することができれば、そのとき鉛筆をとり、迅速に鏡像に字を書くでしょう。しかし、厳密な意味でこれが模写ではないとされ、語形がおかしく、理解できないならば、手本をゆっくりと慎重に模写することにとりかかるでしょう。結果、正しく書かれず絵のようであり、元々のパターンの形と特質を正しく再現する。それは、我々が中国語か日本語でサインする際のような努力を要する忠実な複製に似るものでしょう。

　多少似たような経過が、Fraenkelの一人の患者によって、示されています。

● Fraenkel の症例

　患者は、脳卒中の後に、右片麻痺と鏡像書字を伴った左の失行をおこした。彼女には、失読はないが、不全型の失書がみられ、ドイツ文字は書くが、ラテン文字は書くことはできなかった。"Paris"という単語—PとAとIはラテン語でかかれ、RとSはドイツ文字で書かれた単語であるが、P、A、Iを模写するように言われたとき、彼女はPとAとIを盲目的にまねて模写したが（あたかもそれらが、輪や十字かのように）、RとSはどちらも鏡像で書いた。

　模写のもう一つの方法が、同じ状況のもとでみられるかもしれない。患者は、左手を使って、手本の語を再生するかもしれない。しかし、最後の文字の後部から始め、右から左へ外向きに動いて、正確な模写を行うだろう。

　第3の疑問がここで生じます。それは、ユダヤ人やアラブ人のような、正常な書字が右から左に向うような民族の間でも鏡像書字がみられるかどうかということです。あいにく、文献はこの点に関して何も語っていません。しかし、同じ原因が、そのような人々では左手での内転型鏡像書字（左から右へ向う）を生じるかもしれません。

　右片麻痺のある一人のユダヤ人女性が、ヘブライ語の名前を左手で署名するのを見たことがありました。しかし私は、そのような臨床知見をもってはいません。彼女のサインは、正常の左側への方向を示しました。しかし、個々の書体の1つか2つが逆転していました。

III. アルファベットの発達
The Development of the Alphabet

● 文字の起源

　鏡像書字と近代のアルファベットの発達の間には、興味ある関係が見られます。我々の現在の書体は、フェニキア語を起源として、ギリシャ語とラテン語の媒介を経て派生したものです。しかし、古代のフェニキア語は、セム族の言語に起源をもっており、右から左に読むヘブライ語に似ていました。ギリシャ人がフェニキア語のアルファベットを借用したとき、字体の方向を左向きから右向きへと変化させました。しかし、この転換は突然の過程ではなく、多くの世代を経て徐々に行われたものです。

　テラ島（エーゲ海南部の島）で見出された我々の知っている最古のギリシャ語の銘刻は、カドモスのアルファベット（Cadmean alphabet）で書かれ、右から左方向へ読めます。同様にオスカン人やエトルリア人（いずれも古代イタリアの民族、オスカン人は南部カンパニア地方、エトルリア人は中部に住んでいた）の方言で書かれた古代ラテン語の銘刻のほとんどは、フェニキア文のように右から左方向に読むことができます。

● 犁耕体とは

　しかし、この書字のスタイルは持続しませんでした。次の200年位の間は過渡期でした。この期間、反対の方向に交互に行を書くことが慣習的でした。すなわち、最初の行は右から左へ読まれ、各々の文字は左に向かい、次の行は、左から右に読まれ、相応してそれぞれの字は逆転しています。この書字スタイルに関して犁耕体（れいこうたい）boustropnedon という用語が用いられています。というのは、それが畑を耕す雄牛によりつくられる足跡に似ているからです。犂耕体碑文には、多くの例が知られています。有名な Solon の法典は、この様式で書かれています。犂耕体書字のより初期の例では、最初の行はいつも右から左に読めますが、より後期の記述では、最初の行はいつも右方へ向いています。紀元前4世紀までに、ギリシャ語とローマ語は、全般的に右向きとなりました[22)]。

もう一つの原始的な言語古代エジプト語は、構造上多少似たような弾力性を示しています。つまり、象形文字は、時に右方へ、時に左方へと書かれます。また時々、垂直に書かれました。しかしながら、民衆の書きことばは、一様に右から左に読めます。文字や書字の方向に関して、同様な不確かさは中国語に今日も認められると、私は考えています。

犂耕体書字という休止期間を伴う、近代アルファベットの発達のこの物語は、Clapham により報告された鏡像書字の一症例を想起させます。

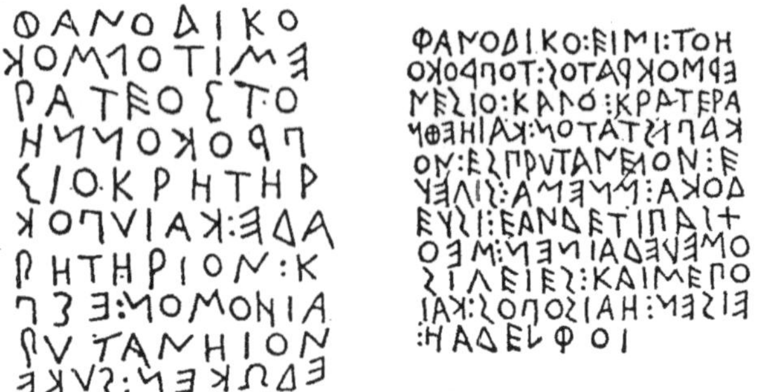

図4. 犂耕体（れいこうたい）書字（boustropnedon）の例。紀元前6世紀初頭のもの。左はイオニア、右はアッティカの方言からなる。(British Museum 館長の許可を得て掲載)

● Clapham の症例[23]

　左利きの少女が、最初に鏡像書字を書き始めた。学校で修正され、結局は、右方へ向く書体を教えられた。しかしながら、放心した瞬間、彼女は、昔の犂耕体におけるように交互の行が逆転した書体になってしまう。

　この点に関しては、当然多くの疑問があります。なぜ、ギリシャ人はフェニキア語の方向を変えたのか？なぜ、いくつかの言語は右方向に読まれ、また他の言語は左方向に読まれるのか？なぜ、ヘブライ語、ヒンドゥスタニー語、アラビア語は、右から左に書かれるのか？また、日本語、中国語の垂直方向の書体についてはどうか？

　文明史における初期の筆跡学からは得るものは殆どありません。古代エジプトの象形文字が具体的でしっかりした表記法をもち合わせてないこと、そして、省略形や民衆文字が造られるまでは決まった方向もなかったことが知られています。ドルドーニュやコロンビエールの太古の洞窟壁画からは、描画の向きが外向きか否かを論ずることが出来ません。動物の輪郭の方向は決して一定ではありません。

　個々の文字の構造が、単語の最終的な方向と関係しているということは事実です。例えば、ヨーロッパの言語とシンハラ語の円形またはループを描いた字体は、ペンの右方への流れと自然に適合します。一方、アラビア語の字体の斜めの線と開いた曲線、またヘブライ語の字体の角張ったところは、これらの言語を右から左へ書くことを最も容易にしています。しかしながら、それから、個々の文字が最終的な方向を決めると主張することはできません。この仮説では、各々の文字の性格の理由について説明はできません。ただ刻まれた言葉でなく、書き言葉の方向を説明するにすぎないのです。

● 利き手の問題

　個々の言語の書字の方向の違いを説明するには、実際どのような説明も満足いきませんでした。おそらく最も魅力的な説は、単語の方向は人種独特の利き手によるとしたKrahmerとKorstのものです。彼らは、ヘブライ人、アラビア人、ヒンドゥー人は本来左利きの人々であり、だから、多分、ペンを左手に持つだろうということを主張しています。左利きの書字は最も自然なスタイルとして外向き、もしくは遠心性です。

　しかし、この説への反論として、これらの人種が左利きであることに関して根拠がないことが指摘されています。そして実際に、私の調査の結果では、彼らはもともと右利きであるということが示されました。

> MacCallum博士の好意により、カイロのFarag E.G.氏の行った調査結果を知ることができた。それによると、エジプト保健省の107名の事務職員のなかで左手の方が容易に書けるものは1名にすぎなかった。

　第二の有力な仮説は、最も早期のタイプの碑銘文は石に彫られていて、右手でハンマーを持ち左手でノミを安定させている人は、文字や単語を自然に左手利きで書くだろうということです[24]。したがって、右から左に読める早期の碑銘文を見いだすことが想像されます。しかし、この説にとって不運なことに、石にかかれた楔形文字の碑銘文は、すべて、左から右向きにに読まれ、アッシリア人での左利きの優勢の可能性を願うこともまたできないのです。というのは、浅浮彫りや絵の風景からは、彼らが右利きの人々であったということを明瞭に示しています。

　おそらく「利き眼」と個々の人種の眼球運動の方向の問題の中に、正しい答えが求められるでしょう。我々は、利き手と利き眼の間にある関係が密接であるという知見をもっています。右利きの人は利き眼（固視する眼）としてほとんど右目を使い、左利きの人は左眼を使うというこ

とがわかっています。また、固視する眼の問題が先行し、それがどちらの手が優位であるかを決定するということを示唆する強い証拠があります。ある眼球運動は他の眼球運動よりも容易で、自然であるということがわかっています。すなわち、側方への偏位は、垂直方向よりも容易でより頻繁にみられる運動です。さらに、目は固視側により容易に向く傾向があります。このようにして、右利きの人の眼球運動は、自然に右に向きます。StevensとDucasseの仕事は、次のことを提示してきました。つまり、右手利きの人では視覚性注意の能力は、視野の右方向で鋭敏であり右目の外側方の視野は、左よりも大きい。このように、視覚性注意の問題が、相当する上肢の動きの方向を決めるでしょう。

　したがって、書字の方向の問題は、利き手の問題よりもさらに深い問題であり、人種や個人の「利き眼」を決める、まだ全体としては明らかにされていない要因によるものであるということが想像できます。

Ⅳ. 倒立書字と下向き書字
Inverted writing and downward writing

● 概説

　ここでは倒立書字という、難しいけれども興味ある、非常に稀な現象をとりあげます。文献は、単に鏡像というだけでなく、倒立した形で書く2、3の症例を数えてくれます。この二重鏡像書字、幸いここでClerambault先生の言いまわしを引かせて頂くことができますが、"ecriture en double miroir"は、しばしば左手でなされます。

　書字が単に倒立しているだけの症例は、先ず除かれなければなりません。特殊な方法でペンを持つことに慣れている人がいます。すなわち、上肢は広く外旋し、前腕は前胸部に平行に保たれ、手根部は強く屈曲しています。書く姿勢は、転倒しているようにみえるけれどもその結果としての字体は、正常です。

　真の倒立書字の例は、Ohm[25]、Degallier、Sweeney[26]、Ortonによって記録された症例です。

● Ohmの症例――知的障害のある9歳の少女――

　この症例は、奇妙にも、逆さまに字を書いたが鏡像ではありませんでした。そして、読字は困難で、時には逆転読み"Spiegelgellesen"またはbackward readingの所見がみられました。Pickは、この症例を引用して、その少女は6ヶ月後に改善したというOhmからの私信を紹介しています。

● **Degalliers の症例**

　パプアの原住民。右手で、転倒した鏡像の字を書き、またこの方法で模写しました。したがって、Aは［∀］として再生され、2は［S］として、等々。

> 　「北極で有名な」("悪名たかい"の意、原文 arctic notoriety) Cook 博士はイヌイット（原文 Esguimaux）の暗闇における並外れた視力について言及していて、この能力を「フクロウの眼」と称してもいる。
> 　彼は続ける「興味ぶかいことに、私が渡した写真や品物を現地の人たちは逆さにして眺めることに気づいた」(My Attainment of the Pole, 1911, p91) Cook はイヌイットの人たちが動物などの逆転した絵を描くことも述べている。
> 　しかし私は、それに続くかかる記述を見出すことができなかった。反対に Rink が収集したイヌイット絵画（Esguimaux art）には、そのような逆転した形について何も示すものはなかった。

　Orton は、先天性語盲の 2 人の少年のことを、簡単に述べています。彼らは、二重鏡像 "en double miroir" に字を書くことに慣れていました。

　Sweeney は、正常の知的能力をもった 13 歳の少女の症例を報告しました。彼女の唯一の身体的障害は遠視性乱視でした。彼女は、適切な眼鏡をかけると字は正常になりますが、眼鏡がないと彼女は字を転倒させて、逆向きに書きました。絵を描くようにいわれると、彼女は帽子の絵を逆さまに描きました。また、教師の輪郭は逆さまに描かれ、それから、絵を逆さまに持って、すべての細部を完全な正確さで迅速に描写しました。他の方向付けの障害も明らかでした。"carpet" と "house" の綴りを言うようにいわれると、彼女はそれぞれ、"t-e-p-r-a-c"、"e-s-u-o-h" と言いました。"California" という言葉を示されると、彼女は後方向き

に綴りましたが、それを発音することはできませんでした。塔が右に向いていた教会を彼女に示すと、彼女は、それは左に向いていると言いました。北に向かって旅をしている馬車は、南に向かっているとして記述されました。右手を出すようにいわれると、左手をさしだしました。彼女はさらに、鉛筆や九柱戯（ナインピン、ninepin）のようなありふれた物を逆さまに持つ傾向がありました。

● 倒立書字の症例

　私はこの6例に注目しています。それらの症例では、倒立書字が、習慣的にあるいは時々なされてきました。

　1. 鉄道馬車の御者の例

　彼は、自分の名前を署名する機会に遭遇したとき、配達証をいつも逆さまに回転させる習慣がありました。

　残念ながら、この例についての詳細は得られません。

　2. スコットランドの村に住んでいたある少女の例

　彼女は、二重に逆転した形で、左手で字を書き、ページの下から書き始め、上の方に進めました。彼女はまた、通常の方法でも書くことはできましたが、きれいではありませんでした。何らかの知的障害や身体障害は、みられませんでした。

　3. 5歳半の少年の例

　一側性の頸部交感神経麻痺（出産時障害）以外は正常。この少年は、ある期間多くの稀で奇妙な特徴を示しました。すなわち、逆向きに動く幼児と言われたのです。ある期間、彼は鏡像発話"parole en miroir" "backward speech"の傾向を示しました。書字は鏡像になされましたが、絵はいつも逆さまに描かれました。その子供は、片手の動作では右利きでしたが、クリケットで打つような両手の動作では左利きでした。彼はその後成長して、その奇妙な特徴は消失しました。

4. 例外的な能力をもった一人の婦人の例

彼女が最初に身につけた書字は、左手で逆転し倒立したものでした。学校で右手で正常に書くように教えられたが、今でも、いとも簡単に器用に逆さまに字を書くことができます。

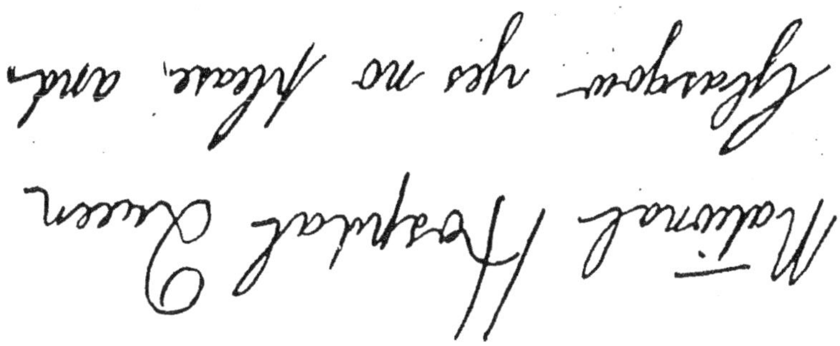

図5. 左手による倒立書字

5. 先天性脳性対麻痺の小児例（Kinnier Wilson 医師の好意により紹介）

その子供は、知的に遅滞がみられ、字を書くことを学ぶのに困難がありました。常に誤りを正さなければ、彼は、鉛筆は左手に持って、倒立した書き方に陥りました。

6. 正常知能の Oxford の在学生の例

彼は、少年時代にしばしば倒立鏡像書字に陥りました。彼は左利きで、非常な近視でした。

「二重鏡像」書字のメカニズムを理解しようとするとき、鏡像書字の場合のように、均一の要因がないことは明らかです。Erlenmeyers のいう運動衝動の仮説が問題にならないのは明らかです。1、2の臨床的特徴は注目に値します。第1に、視覚器の障害の頻発。すなわち、Sweeneys の症例と私の6例目は、高度の屈折異常をもっていました。Orton の患

者は、語盲でした。Kinnier Wilsonの患者は、おそらく後頭葉も含んだ皮質形成不全を有していました。第2に、自分の書いたものを理解できない大部分の鏡像書字症例とは異なり、この人たちは倒立文字を読むことができたということに注目しなければなりません。

　この点で、Hotzにより報告された症例が注目されます[28]。彼らの最初の例は、10歳の少女ですが、経口的にベラドンナを服用した結果、読むことができなくなりました。しかし、彼女は本を逆さまに回すととても流暢に読むことができました。20フィートの距離を置くと、視力検査表（Snellen test）は、逆転して見えました。しかし、家や人のように大きなものは変わっては見えませんでした。十分なアトロピン投与のもと、また、+2.50lensが目の前におかれると、彼女の倒立した視覚は消えました。Hotzの第二の患者、6歳の少年は、本が90-180°の角度に傾けられた時のみ読むことができました。彼は、本が正しい位置におかれると読むことができませんでした。しかしながら、20フィートの距離では、正しく位置して見えました。アトロピン投与後、または+2.50lensの使用後には、その異常は修正されました。

　これらの結果から我々は、倒立書字出現の原因となる主な要因として、視覚認知障害に辿りつきます。最も末梢のレベルから最高位に展開する連合過程までのどこかのレベルでの障害が、結果的に二重鏡像書字の傾向をきたしている可能性が明らかです。Hale、Kuh、Pendredらの説は、この特殊なタイプの書字異常に適用可能です。

● **下向き書字**

　もう一つの興味ある異常は、「垂直」または、より正しくは下向性書字（Senkschrift）です。そのような例では、書字は左手でなされ、単語は紙の上部で始まり、まっすぐに下方にすすみます。その字体は、左に90度回転させると、読みやすくなります。そのような筆跡は、日本語や中国

語の筆跡に似ています。我々はまた垂直書字は、古代のエジプト人によって、時々書かれたということもみてきました。それはまた、ギリシアの特にEucleides後（B, C, 400）の初期アッティカ方言の碑文のいくつかのものにもみられるのです。

　このタイプの書字は、stoihedonとして知られていますが、ラテン民族の中でもまたみられました。最も早期のよく知られたラテン語の碑文（B.C. 6-5世紀）は、Romulus（ロームルス、ローマ初代の王）の墓の重要な場所にみられた長方形の石柱に彫られました。その碑銘文は、明らかに犠牲儀式に関係していますが、古代ギリシア式に記されました。それは、垂直の犂耕体のかたちで柱に上下に書かれていました。垂直書字は、我々が考えているよりも、おそらく頻繁にみられるものなのでしょう。というのは、紙がいつも相応する角度だけ回転されれば、その欠陥があっても注意をひきません。もちろん、その時、紙が傾けられなければ、異常は明らかとなります。有名な例は、フランス第二帝政の著名な遊女、奇人Paiva婦人の署名の中にみられます。

　下向き書字記載の先取権は、Leichtensteinにあります[29]。彼は、右側の片麻痺とアテトーゼになった8歳の少年の症例を記録しました。少年の通常の書き方は、下向きでした。学校の教師は、彼は水平に書けるが、ゆっくりで、あまり適切には書けないといいました。この垂直書字は、もともと全く自発的なものでした。この少年は、自分の下向き書字を読むことができませんでした。その後、Leichtensteinは次の症例に注目しました。

　20歳の男子事務員が右肘の結核性疾患に罹って切断を必要としました。彼にとって、左手で字を書くことを習うことが、必要でした。用紙を55-90度回転させ下方へ字を書くという方法を思いつくと、彼は困難を克服できました。この方法で彼は非常なスピードでしかも適切に字を書くことができるようになり、事務員としての仕事を再び始めることが

できました。

　3年後、Weberは、右片麻痺とアテトーゼをもった12歳の少女の例を報告しました。彼女は、左手で下方へ向かって字を書くことを学びました[30]。

　最近、Leonard Camichaelは、時々下向き書字を書く、1人の鏡像書字症例の注意深い分析を行っています。鏡像にでなく、通常の右手で書くような字を書くように言われると、彼は紙の上端を右に回転させて、上から下に向かって左手で字を書き、その紙を90度逆に回転すると、その字体は正常に見えました[31]。

　倒立書字シリーズの4例目の患者もまた、左手でこの方法で字を書くことができ、紙が左の方向に90度回転されるときだけその字は読みやすくなりました。

　この下向き書字の原因を明らかにするために、多くの説明がなされてきました。Baudouinは、それを"tare psychologique"心理的欠陥の指標と解釈しました[32]。

　Weberは、検者の右手書字動作を患者が左手で模倣することを重視しました。その他の有力な説は、身体の誤った姿勢や子供が最初に書く時の習字帳が傾いているため、というものです。

　関連して、英語の書きとりを習うウガンダの若い生徒のクラスの話が思い出されます。習字帳が真中に置かれた円形のテーブルを囲んで生徒が並べられ、座ったテーブルの位置によって、本に直に対面した生徒は通常のように書き、反対側の生徒は上下逆転して、他の生徒はさまざまに斜めに書きました。

　多分、機械的に説明ができるのでしょう。左利きの人が書いているのを見ると、用紙が斜めであり、（左）手書きは斜めか、部分的に下向性書字であることがわかります。彼らのペンから書き出される語を読むには、通常頭を一方に傾斜させます。どのくらいの左利き者がこのように書くのか

は正確には不明です。

　Leichtensteinはこの現象を学校検査官に調べさせました。その結果、8名の左利き者（右側の病気が左利きを強いている）のなかで4名が下方向きに書き、このなかで一人の子供は描画にたけていましたが、彼女の作品をみると垂直向きの筆づかいが水平方向より上手でした。

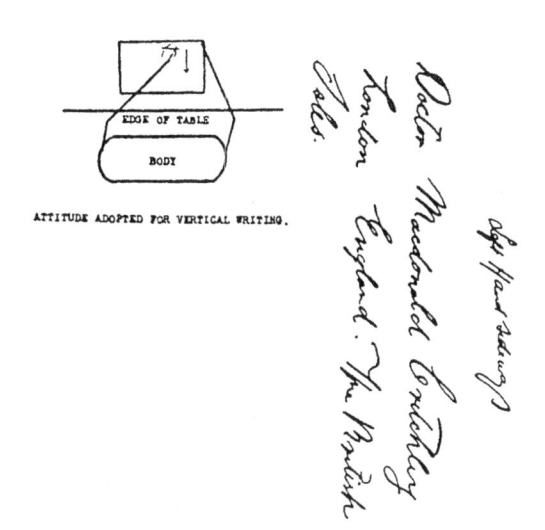

図6. 左手による下向き書字

　それ故、左利き者（特に左利きが強い場合）にとっては、下向性書字は多分、通常の右手書字と鏡像書字の折衷であり、下向性書字は（左利き者にとって［訳注］）機械的には鏡像書字より易しくはないものの、右手書字よりは容易なのでしょう。しかし、それ（下向性書字）は鏡像書字より他者にとって理解可能で、視覚的に認識される点で有利です。

　下向きに文字を書くことは、書くひとに大した違和感をもたらしません。何故ならば、書き手は行が眼の「経線」に平行になるように頭を傾けるからです。何故、垂直で内転式の書字スタイルが左手にとって水平の内転式の書き方より容易かは明らかでありませんし、左手書字では水平より下向きが容易であると実証できていません。

　この事実は、右腕負傷ののち左手で書くことが要求される場合に、応用することができます。下向き書字を用いることで、より素早く容易で、きれいな文字を書けるようになるでしょう。

V. 逆転発話
Backward Speech

● 概説

　鏡像読字、または、逆転読字（音読）(Spiegellesen、backward reading (aloud))といわれる現象は、既にいくつか報告されてきました。それは読むことを習得しつつある子供たちの中で、時々、通常一過性の異常として見られます。そのような症例では、不全型や完全型の鏡像書字の存在と密接な関係があります。逆転音読は、健康な子供たちにもみられるかもしれませんが、先天性語盲でより頻繁にみられるものです。不全型語盲の症例では、Ortonが象徴倒錯症（読字困難）Strephosymboliaという表題で述べているように、こういう傾向がみられます。Ortonは、実際にある一人の少年について述べています。この少年はある本の鏡に写された文字を、元の字よりも流暢に誤りなく読むことができました。鏡像読字は単語の右左の関係がはっきりしない、空間的位置づけの不安定さで説明できるかもしれません[33)]。

● Pick の症例[34)]

　Pickにより述べられている症例は、少し異なっています。患者は多発性硬化症に罹っている婦人で、ヒステリー性とみなされた特殊な視力の異常をきたしました。彼女は、人が逆さまに見え頭部が下に向いていると訴えました。後に、患者は機能性弱視を呈し、逆転視の段階で彼女の読字も影響を受け、単語や文字の順序を逆転させる傾向がありました。例えば、彼女は、"Du bist eine"でなく"Eine bist du"と読み、Freideでなく Friede、Waffenstillstandでなく standlistnefef と読みました。

しかしながら、自発性の鏡像発話は、まったく異なった問題を有しています。非常に稀にしか起こらないので、逆転発話 backward speech（鏡像発話 palole en miroir、Spiegelsprache）は、珍しい医学現象の中に数えられています。2、3の症例報告が散見されますが、その要因について研究し分析しようとする試みはほとんどみられませんでした。Pickの貢献は明らかに、この方面での唯一のものです。

このような研究に直面する困難は大きく、引用文献は細部が貧弱で、ほとんど役に立ちません。事実、流暢な持続する逆転発話の存在そのものにもっともな疑問が生じるかもしれないのです。この現象は非常に稀なので、入手できる断片的で、不十分な資料に基づいた推論を強いられます。もちろん、まさにその異常さのゆえに、言葉の本当の意味はしばしば理解されないし、訳のわからないおしゃべりとみなされるに違いありません。事実、言葉の逆転が発見されるのは、誰かがジャルゴン様の言葉の流れを逐語的に記録し、つぶさに注目した時のみです。

より詳しく調べる方法は、個々人の自覚的な状況についての質問です。患者は、逆向きに話しているということを理解しているのか？彼のしていることは、無意識か故意なのか？随意的か不随意的か？彼の話した言葉は彼の耳に支離滅裂、あるいは普通でないものとして響くのかどうか？居合わせた人が彼のことばを理解することができないということを知っているのか？

さらに、この種の話し方が習慣的にあるのか、時々あるのかということを確かめたいものです。また、正確な逆転の仕方について正しい情報が必要とされます。それらは、文字と発音の順序だけに影響を与えるのかあるいは、単語の順序にもまた影響を与えるのかどうかということです。最後に、患者は、発音しにくい子音の連なりの避けられない困難さをどのようにして克服したのか、も重要です。

● 逆転発話の分類

　理論的には、逆転発話には3種の可能性があります。すなわち、字性 literal、音節性 syllabic、統語性 syntactic です。事実、各々の例を文献に見出すことができます。

1. 字性逆転発話 literal backward speech

　字性逆転発話は、ある特殊な単語の完全な逆転に用いられる用語で、これは通常みられる種類のものです。

　最初報告された症例は Grassert の症例です[35]。彼の患者（大ヒステリー発作 hysteria major）の女性が Paul Rouet 医師を受診しました。しかし彼女は次第に増悪し、施設に移送されました。混迷状態の間に彼女はしばしば"luap teuor"と叫びました。彼女は前の主治医を大声で呼んでいたということが最後にわかりました。

　Pick はまた、時々自然に字性逆転発話を発するある一人の患者を報告しています。彼の症例は28歳のてんかんの患者で、発作の後にある特殊なもうろう状態に陥り、この期間彼女は奇妙な電報のような形式で話しました。彼女の言葉は首尾一貫性がなく、統制のない音の組み合わせでした。彼女は時々、"mann"を"nam"、"parzel"を"lezrap"と言って単語を逆転させました。時に字の逆転は、不完全でした。彼女は、"sieg"と"seige"のような単語のように、ei と ie を混同させたのでしょう。

2. 音節性逆転発話 syllabic mirror-speech

　音節性逆転発話は、単語の音節の順序に逆転があることを意味していて、文字そのものの逆転はある場合とない場合があります。この特殊なタイプは、例えば倒立書字の章で引用された第三の患者によって示されます。この少年の母親によって伝えられたのですが、彼は声に出して読む時しばしば単純な単音節の単語を逆転させ、さらに、自発的な会話の

中で彼はしばしば音節の順序を逆転させ、例えば"pepper-mints"のかわりに"mint-pepper"と話したそうです。

　逆転発話として最も初期に記録された例は、このようなものでした。Baudouinは、12歳の少女の症例を報告しました。彼女はM. Doyen医師の患者で、耳に起因する脳腫瘍の後に失語症になりました。脳外科手術後の5週間、彼女は逆転発話で話し、徐々に巧みになりました。彼女は自分がなぜ理解されないかがわかりませんでした。実際のところ彼女の話は、逐語的に書き留められるまでは、完全には理解されませんでした。あるとき彼女は"te-tan-ma、Yen-do Sieur-mon、chant-me、le quel-trau sez-laisser me vou-lez vous"と叫びました。これは、"Ma tante, Monsieur Doyen mechant, voulez-vous me laisser tranquille"を意味していました。

3. 統語性逆転発話 syntactic mirror-speech

　統語性逆転発話とは、句や文の中で単語そのものの順序の逆転とされています。さらに発音や文字の順序の逆転がみられることもあります。その結果、音節・統語性あるいは文字・統語性の逆転発話となります。Weir Mitchellの論文の中に興味深い例が見出されます。彼の患者は脳腫瘍の症状を呈した、教養のある博学な紳士でした。大部分の時間彼は昏迷状態で横になっていましたが、時々覚醒状態となりました。より清明な間に彼は訳のわからないおしゃべりにきこえることを絶え間なく喋りました。Mitchellはある単語の一定の繰り返しに着目し、それらを書きおこしました。間投詞"Dog-oh"と"Tac-im"という言葉が幾度も発せられ、"Oh God!""My cat"と言おうとしていると解釈されました。患者の猫—家族の特別のお気に入りであるが—病室に連れてこられたとき、彼は穏やかになり、満足気でした。死後の解剖で左前頭葉腫瘍が検出されました。

逆転発話の問題は複雑で、病因に関しては何ら確かな根拠に基づく推測はありません。またおそらく、ひとつの型の逆転発話の基礎となる異常は他のそれとは異なっているのでしょう。このように音節型逆転発話は、おそらく字性ならびに統語型逆転発話とは全く性格を異にするものと思います。おそらくその問題に接近する最良の方法は逆転発話が出現する状況を調査することでしょう。

第一に、逆転発話や類似症状の発生を促す精神病状態があります。早発性痴呆、時にてんかん後もうろう状態、解離状態（原文 hysteria）で、言葉や行動に著しい異常が生じることがあります。逆転発話は、時にそのような言語性衒奇症状の例です。

Pick は拮抗行動についての論文の中で、ある精神障害でみられる運動拒絶症の行動をあつかっています。彼は、拮抗行動を次のようにわけています[38]。(1) 概念の障害があり、そして反対の概念、つまり妄想や命令的な刺激の結果として不随意に反対の動きに通じるもの、(2) 障害は純粋に運動性のものであり、反対の動きが望まれる動きに代わって置き換えられているもの。この後者のタイプが paramimia と呼ばれています。したがって、逆転発話が言語性パラミミー（verbal paramimia）の例としておこる症例もあります。

同一の逆転型の言語性衒奇症状がまた全く異なった状況で起きることもあります。これらは、非常に不自然、人工的な会話の方法の例でしょう。そのような症例では、その行為は完全に故意です。赤ん坊言葉（baby-talk）と比較されるかもしれません。音節の反復や並置がときにとりいれられる言葉の衒奇の例として、Pick は黒人の言語 Negersprache や、原住民と白人の間の会話に取り入れられたピジンイングリッシュとの類似性を追求しています。

いまひとつの第三のケースは、逆転発話が全く故意のもの（秘密の語

法）で、探求する意義のないものです。Samuel Butler（1835-1902）の諷刺小説エレウォン（"Erewhon"、nowhere の綴り換え）は故意のものの一例です。

　逆さに器用に発音するためには、語のパターンの非常に明瞭な視覚イメージが必要であるということは、それほど深く考えなくても理解できます。後向きに声を出して読むことは、容易ではありません。しかし"ある人の頭脳から"逆転した文章を生み出すということは、語に関して非常に鮮やかな視覚概念を頭のなかでもたなければ、とても困難な芸当に違いありません。したがってそのような場合、その行為は純粋に随意的な努力の結果です。しかし逆転発話が明らかに自発的または、故意でない行為として発音されるとき、逆転した視覚的エングラムが関連しているかどうかに関しては問題です。我々は Francis Galton の著作を通して数や曜日のような言語パターンの視覚イメージをよく知っています。彼が言及している1、2の症例では、公式は反対方向に読まれましたが、大部分の読みは左から右でした。Urbanschitch は、語や句の反転した視覚像の例に注目しました。Downey の患者は（後に引用されますが）また反転した視覚イメージという能力をもっていました。Parish は水晶占いによって誘発される言葉の逆転した幻覚に言及しています。

　Bayyer によってなされた個々の症例の観察から、我々は片頭痛の症状として、視野の歪みと空間的な方向の逆転があらわれることを知りました。片頭痛発作で稀におこる逆転発話はそのように説明できるかもしれません。Stern は重症片頭痛の患者の詳細をとても親切に私に教示してくれました。各々の発作の後半では、発話は殆ど理解できないほどに障害され、文章のなかの単語の順序は変えずに、各々の単語の完全な逆転からなっていました。

　我々は、逆転発話と失語の関連の問題も考慮しなければなりません。文献に引用されたある症例では、失語症の障害の可能性も無視できませ

ん。Doyen の症例（Baudouin により引用された）と Weir Mitchell の症例では、局所的な脳疾患の存在が、厳密な意味での発話異常の基本を示唆しています。次の症例でも同様に、Collier 医師の好意により引用させて頂いたのですが、障害の失語的な性質は問うまでもありません。

● Collier の症例

　52歳の女性が時々おこる言語障害のため度々病院に入院した。動脈の硬化を触知し、高血圧の存在は、血管性原因であることを示唆した。それぞれの発作は約3週間つづき、右手の指（四指と親指）と右口角に影響を与える epilepsia partialis continua がみられた。彼女の発話は遅く、ためらいがちで、言葉を混同させ、頻繁に逆転した。患者は障害に気づき、それを正すために努力した。

　よく知られていることですが、正常の人で句の最初の文字や音節を混同させたり置き換えたりする人を、我々は時に見かけることがあります。この異常は、Spoonerism（スプーナー式言語）という名で知られていますが、不全型あるいは軽い逆転発話の一種とみなすことができます。教育をうけてない人は、ある特殊な言葉の文字や音節の順序を混同する傾向がおこることがあります。Pick によれば、教育のないチェコ人は"Tirol"を"Tilor"としばしば言います。非常に軽い失語症の患者の中に同様な障害がおこることがあります。そのような様相を呈するだろうと我々が思う特殊な失語のタイプは、感覚性錯語 sensory paraphasia として知られているものです。このように、左の側頭弁蓋部病巣の結果としておこる言語障害は、適切な名前や名詞の発音の誤りによる可能性があります。しばしば生ずる言語新作（neologism）は、語のパターンにいくぶん似たものであり、事実、患者はたいていその誤りに気づいています。誤った発音の仕方に関連して、Pick によって電文体（Depeschensprache）とよばれたある種の統語的欠損があります。その語が示唆するように、

その異常は、大部分の前置詞、分詞、接続詞の欠如であり、その結果として電報や新聞の見出しにみられるような切り取られた文体が生じるとされています。

かつて、Hughlings Jackson は、スプーナー言語の障害は"右脳損傷"の結果であることを示唆しました[39]。彼は次のように書いています。"語の音節置換を調べる大変近道の方法がある。そのような誤りはしばしば、発話がほんの少し障害された人に生ずるであろう。発話の困難は、脳の右半分の性急さ、陳述する言葉の性急な産生によるものと私は信じている。イメージや語は並ぶ向きと逆に再現される。おおよそのことを言えば、命題的な語は、不完全に左（脳）を支配する。この性急さの原因は何なのか。私はそれは強い感情であると信じている"。

逆転発話の問題を終える前に、最後に考慮されなければならないことがもう一つあります。鏡像読字の果たす役割が、特殊な症例で重要かもしれないことです。この関連で Downey によって記録された症例を引くことができます。

● Downey の症例[40]

25歳の女子学生が、統語的変化を伴った鏡像書字、鏡像読字、統語的変異をもった逆転発話の傾向を示しました。分析の結果、子供の時、母親の反対側にテーブルに座って字を書くことをずっと習ってきて、彼女は母親の手の動きを真似したということが判明しました。そのため、右から左に字を読む強い傾向があり、声を出して読むと、しばしば理解できないものとなりました。したがって、逆向きに声を出して読むという誤った行いが、聴覚路を通して、逆転した言葉として熟知するということになってしまうかどうかという問題がでてきます。彼女自身に関しては、理解力の欠如という要素は、除外されます。したがって、適切な刺激のもとで、逆転した聴覚的イメージが生じて、自発的な逆転発話によ

って表現されるかもしれないと推測できます。Downeyによって引用されたこの特別な症例では、さらにそれをおこりやすくする要因すなわち、逆転した視覚イメージが存在していました（了）。

参考文献

1) Berl. Klin Woch., 1878 (15) p. 6
2) Archiv. Fur Psych., 1908 (45) p. 1275
3) Brain, 1926 (49) p. 350
4) Univ. Calif. Publications in Psychol. 1916 Vol. II No. 3
5) Proc. Roy. Soc. Med. (Sect. Neur.) 1927, p. 397
6) Jour. Nerv. And Ment. Dis., 1894 (3) p. 85
7) Psychol. Rev., 1914 (21) p. 408
8) Brain, 1920 (43) p. 313
9) L'education Moderne, 1908
10) L'encephale, 1926 (21) p. 233
11) St. Paul Med. Jour., 1900 (2) p. 374
12) Jour. Amer. Med. Assoc., 1901 (37) p. 1380
13) Lancet, 1908 (1) p. 20
14) Archiv. Neur. And Psych. 1925 (13) p. 226
15) Die Schrift Grundzuge ihrer Physuiologie und ihrer Pathologie, Stuttgart, 1879
16) Revue Philosophique, 1916
17) Jour. Ment. Sci. 1917, p. 506
18) Brit. Jour. Psychol (Gen Sect) 1923-24 (14) p. 517
19) Proc 17th Internal. Cong Med., London 1913 Sect11, p. 117
20) Jour. Nerv and Ment Dis 1913 (40) p. 300
21) Elem. School Journal 1921 (21) p. 577
22) Daremberg and Saglio : Dictionnaire des Antiquitues Grecques etRomaines, 1873 Vol. 1, p. 197
23) Quartery Med Journal 1895 (3) p. 333
24) Jour fur Psychol und Neur., 1925 (31) p. 311
25) Klin fur Psych nerv Kranh, 1908 (3) p. 285
26) St Paul Med Journ, 1900 (9) p. 384
27) Zeit fur d ges Neur u Psych, 1918 (42) p. 325
28) Ophthal. Rec., 1900 (9) p. 12
29) Deut med Woch, 1892 (18) p. 942
30) Zeit fur klin Med, 1895 (27) p. 260

31) Harvard Monographs on Education, Series1, Vol. 2, No. 1
32) Gas med de Paris, 1901（72）p. 329
33) JAMA, 1928（90）p. 1095
34) Zeit fur der gesamt Neur u Psych, 1918（42）p. 325
35) Prog. Med., 1896（48）p. 441
36) Prog Med, 1896（48）p. 418
37) J. Nerv. and Ment. Dis., 1903（30）p. 193
38) J. Nerv. and Ment Dis, 1904（31）p. 1
39) Brain, 1880（2）p. 323
40) sychol Rev, 1914

鏡像書字について

波多野　和夫

はじめに

　鏡像書字は文字の左右の全部または一部が逆転している書字である。臨床的には、病前に右手書字を習慣とした脳損傷患者が、右麻痺によって右手書字が不可能になったために、左手書字に切り替えた際にしばしば出現する。文字の形態だけに注目するならば、左右対称の文字には鏡像書字はないはずである。しかし書き順をも含めて「書字」というならば、左右対称文字であっても鏡像書字は存在し得る。ここであえて鏡像「書字」と表現し、鏡像「文字」といわないのは、このような背景があるからである。鏡像書字は、書字の運動行為を含めた概念である（波多野ら、1979）。

　我々はある脳出血後遺症の患者に多くの鏡像書字を観察する機会を得た（波多野ら、1978）。この症例ではいくつかの条件下における鏡像書字の出現を比較検討することができた。以下にその詳細を報告し、鏡像書字の神経心理学的問題を考察してみた。

症例 TY　51 歳右利き主婦。

　病前読み書き異常なし。高血圧の既往あり。19＊＊年のある朝、食事中に箸を落としそのまま昏睡状態になり、K 病院内科へ救急搬送された。右片麻痺があり、脳内血腫と診断された。3 週間後、言語障害のため同院精神科を受診。この時すでに粗大な意識障害はなく、失見当識、記銘力障害、精神緩慢、集中力低下など、いわゆる重度通過症候群（Wieck）の状態であった。発語は比較的流暢で構音障害もプロソディ障害も認めず、迂言、保続、語性錯語を伴う失名辞があり、復唱はほぼ良好で、語

義理解障害があり、流暢性失語と考えられた。読み書き障害もあり、書字は右麻痺のため左手で検査を行ったが、自己の名前と1桁の数字系列を鏡像書字で書いた以外は不可能であった。さらに構成失行とGerstmann症候群が認められた。

発症1ヶ月後、開頭術ならびに血腫除去術を受けた。血腫は左大脳基底核領域に見出された。術後の急性期には著しい保続と語性錯語、時に語新作が認められた。術後3ヶ月後のX線CTでは、左基底核領域を中心に前頭葉後部から頭頂葉前部に及ぶ皮質下に低吸収域が認められた（図1）。その後の経過は順調で術後5ヶ月後に書字検査が行われた。

言語症状

この時点では意識清明で、見当識と記銘力に障害が認められたが、病院内生活に適応して礼容も整っていた。言語の聴覚的理解障害は重度で、

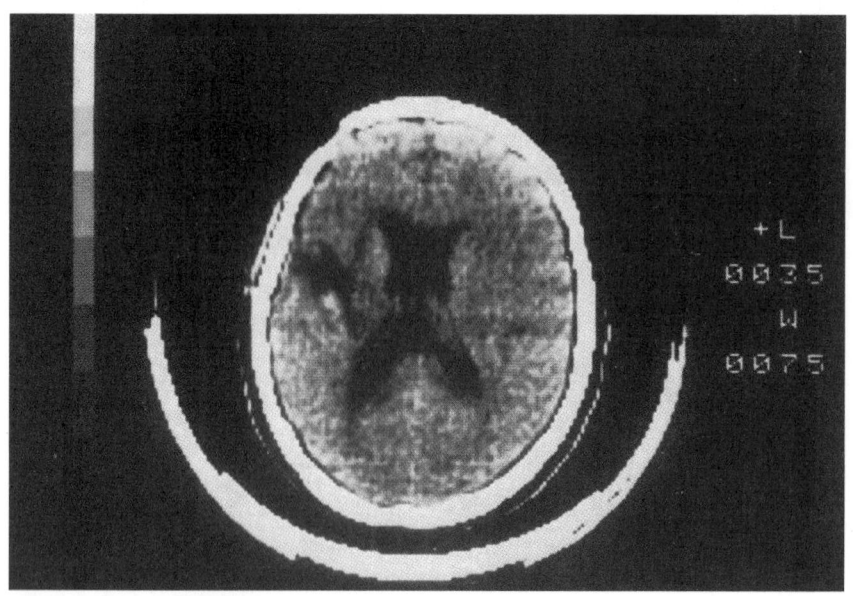

図1　手術後のX線CT

3枚紙テスト（P. Marie）の成功は1/3、日常物品6個の口命指示は3/6であった。復唱はほぼ良好。自発語は非流暢で、軽度構音障害を認めるが、錯語は少なく、失文法はほとんど認めない。物品呼称は7/10。非流暢性失語ではあるが、古典論的な失語類型としては分類不能であると判定された。漢字に対する軽度の失読、軽度構成失行が認められた。右麻痺が残存し、左手にて書字を行ったが、自己の姓名と数字以外は極めて不良であり、漢字の書取も不能。仮名は一つ二つ書いて放棄するがそれもほとんど錯書か鏡像書字になった。模写は漢字仮名共極めて良好である。

鏡像書字についての検査とその結果は次の通りである。

検査（1）

自己の姓名の自発書字。患者の姓名は漢字3字と片仮名2字の5字から成る。これらの文字は全て左右非対称である。これを日を違えて5回試みたところ、合計25字のうち19字（19/25、76％）が鏡像書字であった。この19字の中には字の一部のみが鏡像書字となった2字が含まれる。姓名の5字全てが鏡像書字になったことはない。第2字から以下4字全てが鏡像書字になったことが4回、第3字から以下3字が鏡像書字になったことが1回ある。つまり鏡像書字が孤立して1字のみに出現することはなかった（連続出現19/19）。

検査（2）

1から10までの数字系列の書字（Leischner、1957、1969）。全部で7回試みた。患者が途中で放棄したこともあって総計60字（算用アラビア数字33、漢字数字27）の書字を得た。このうち算用数字の「1」は上下方向の縦線であるので評価対象から除いた。鏡像書字の出現率は算用数字13/29、漢字数字22/27、合計35/56（63％）であった。手書きの字形

が左右対称の場合は書字運動の方向が左右逆であるものを鏡像書字とした。このような文字（「8」、「一二三四六八十」）を評価の対象から除くとすれば、算用数字の出現率は12/26で漢字数字は5/8、合計17/34（50％）である。ここでも鏡像書字は数字系列の中で連続出現する傾向があり、ある1字だけの孤立出現は2回（孤立出現は2/35）のみで、2字の連続出現が4回、3字連続が1回、4字連続が1回、6字連続が3回（連続出現は33/35）あった（図2）。

検査（3）

1〜3字の平仮名と片仮名の文字カードを患者に10秒間呈示した後、直後に左手書字で再生させる課題。1、2、3文字のカードはそれぞれ13、12、5枚で、再生した文字の数とその内で出現した鏡像書字の数を示すとそれぞれ1/13、7/23、4/14で（再生不能であった文字が2ある）、総計すると再生した50字のうち12字が鏡像書字であった（12/50、24％）。また平仮名と片仮名の再生における鏡像書字の出現はそれぞれ10/25、2/25であった（図3）。この検査では患者が情動不安定または破局的状態になることが多く、試行を十分にくり返して行うことができなかった。

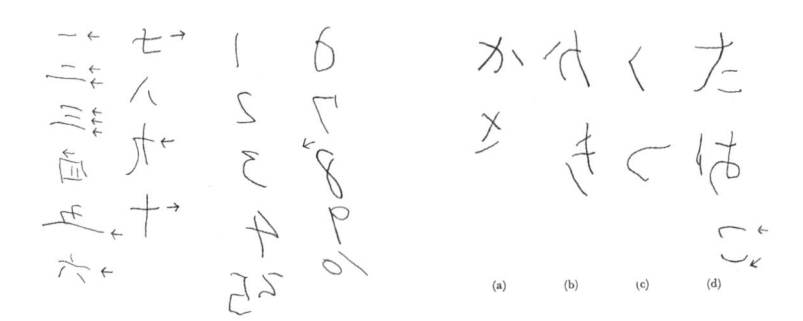

図2　数字の書字（検査2）

図3　仮名の書字（検査3）(a) かさ，(b) かき，(c) くつ，(d) たばこ

これは課題が不能であったり、錯書に気づいた時に起こる傾向があり、以後の検査を中止せざるを得ぬこともあったが、鏡像書字の出現の際には起こらなかった。なお漢字について同様の直後再生課題を試みたが全く不能であった。

　(1)～(3)の検査を通じて、自分で書いた鏡像書字を患者自身が自発的に気づくことはなく、自発的な訂正は一度も行われなかった。しかし後で検者が鏡像書字を指さして再吟味を促すと、即座に左右逆であることに気づき訂正した。

検査（4）

　左右非対称な無意味単純図形（文字ではなく、Goldstein‐Scheererの Stickstestのモデルを含む）の10秒呈示後の直後再生課題。全部で33図形（一部を図4に示す）を呈示したところ2図に左右逆転の再生が認められた（2/33、6.1％）。

検査（5）

　仮名単語と漢字混じり文（例、今日は良い天気です）の模写課題（手本を呈示）。単語は15語で計38字、このうち仮名の2字が鏡像書字になったがいずれも即座に患者自身が気づいて自発的に訂正した。文は5つで合計47字、この模写では鏡像書字が3字出現した。これは仮名の「は」の一部分と漢字の「天」が2回出現したものである。この直接模写での出現は85字中3字（3/85、3.5％）である。「天」はほぼ左右対称で（後では鏡像書字

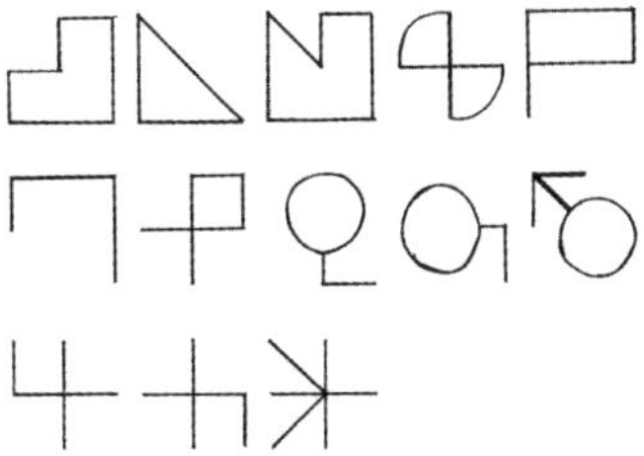

図4　無意味単純図形の例（検査4）

と気づけない）これを除けば、仮名1字に部分的に出現したという程度に出現率が低下する。

以上の（1）〜（5）課題における鏡像書字の出現率を百分率で図示する（図5）。

検査（6）

左右非対称な無意味単純図形、ギリシャ文字、アルファベット、ローマ数字の文字、地図の記号を10秒間呈示し、直後に、呈示図形（または文字）そのものとその左右逆転図形（文字）の2つを示して、直前に見た図形を二者択一で選択させた。27個の図形（文字）のうち左右逆転図形の選択が3回あった（約11％）。これは「P」と「R」のアルファベットであり、無意味単純図形での逆転図形の選択はなかった。

経　過

発症1年8ヶ月後の現在、見当識は十分だが、感情がやや抑うつに傾き、右片麻痺は重篤で書字不能である。左手で自己の姓名を書く時には以前と同様に鏡像書字が頻発するが、仮名単語の直後再生ではほとんど出現しない。むしろ課題に対して過度に慎重であったり途中での放棄が多く、病識が高まりより防衛的になった印象が持たれた。

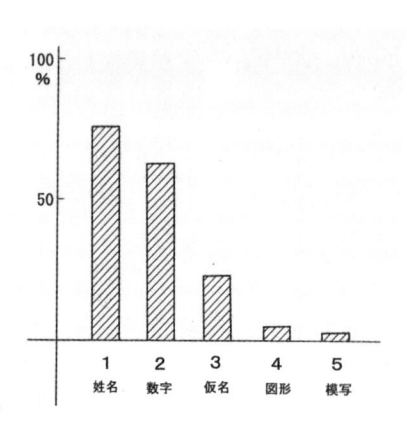

図5　鏡像書字の出現率

考　察

この検査は神経心理学的症状の診療という臨床場面での課題をまとめたものであって、事前に実験

計画を練って高度に組織的な実験を行ったというわけではない。それでもなお以下のようにいくつかの結論を得ることが可能であった。

視覚的要因による抑制

本例の鏡像書字の出現は、書字に対して視覚的要因の関与が大きいほど抑制される傾向がある。検査（1）と（2）は手本なし、（3）と（4）は視覚的な手本を見せるが書字の際にはなし。（5）は手本を見ての模写であり、それぞれの条件下での出現率がこの順に低下している。つまり視覚的なコントロールが稀薄になるほど鏡像書字は出現しやすい（Liepmann、1900）。それは書字における運動的要因が優勢になるほど鏡像書字は出現しやすいということ意味している。

自動性の表現

鏡像書字はより自動的な書字条件下で出現しやすい。（1）（2）の検査は姓名と数字の書字であり、これは幼児期よりの反復学習という習熟によって高度に自動化された書字であると考えられる。これに対して（3）（5）の書字条件はより非自動的、より意識的、より意図的であると考えざるを得ない。つまり左手書字による鏡像書字は、より自動的な条件で出現頻度が高く、より意図的な条件で低い。これは神経心理学における「自動的行為と意図的行為の分離」dissociation automatico-volontaire（Baillarger-Jacksonの法則、Alajouanine、1960）と呼ばれている現象の逆の事態の表現とみることができる。

この法則は多くの神経心理学的症状―高次脳機能障害―において、自動的には可能で正確に行えることが、意図的な条件下では不能または錯誤に陥るという意味である。しかしこの場合には、自動的な書字条件下では鏡像書字という「錯誤」になりやすく、意図的な条件下ではむしろ正しい行為（書字）をするという関係であり、一般に用いられる意味と

は一見逆にみえる。しかしまさにこの点に鏡像書字の特異的な性質があると言わねばならない。つまり再三指摘されているように左手にとっては、鏡像書字の方が自然で「正しい」書字なのである（Critchley、1928）。

連続出現の傾向

鏡像書字には連続出現の傾向がある。これは特に鏡像書字が高頻度に出現した（1）（2）の検査に当てはまる。これは鏡像運動する左手書字が無反省的、無批判的に続けられ、視覚的な気づきが起こらない状態で連続しているということである。あるいはまたこれも保続の一つの形であるとも考えられる。いずれにせよこれは書字の自動性の一つの表現であると考えて矛盾はないと思われる。運動のモードがひとたび自動的な状態に陥るとしばらくそこから抜けられないということである。

視覚認知の障害ではない

本例の鏡像書字は、文字形態の視覚的認知の障害には帰せられない。（6）の選択検査では左右逆転図形の誤選択が3/27（11％）であった。これが仮りに図形の左右認知障害に由来すると仮定しても、それのみにては（1）（2）における鏡像書字のはるかに高頻度の出現を説明できない。また注意を喚起しさえすれば自己の鏡像書字の左右逆転を即座に認知できた事実もある。鏡像書字を文字の左右の認知障害からは説明できない。

鏡像書字は一種の病態否認

鏡像書字には病態否認（anosognosia）の要素があると考えられる。課題が不能な時や錯書に気づいた時に破局的状態を呈することがあるのに、鏡像書字に対してはこの様な状態になることがない。鏡像書字という自己の誤りに自発的に気づく様子もないのは、自己の生産した対象に対す

る選択的な病識の欠如、即ち一種の病態否認ではないかと考えられる。鏡像書字が書いた本人によって気づかれぬことは諸家の指摘にある通りであり、和田ら（1941）はこれを知覚性要因と説明している。これは自発的な気づきがないということであって、検者が1字1字を指摘して吟味させれば即座に訂正が行われることは先に述べた通りである。

視覚と運動の統合の障害

鏡像書字は書字における視覚的要素と運動的要素の統合の障害の表れであると考えられる。一般に人は左手書字において、左手に備わった自然な鏡像運動（Buchwald、1878、Fuller、1916）を、常に視覚的・意識的な監督の下に抑制・訂正する（Herrmann et al., 1926）。そうである限り鏡像書字は出現しない。このような運動的要素と視覚的要素のバランスが崩れ、運動的要素が優勢になったとき鏡像書字が出現する。両者共に、その要素的機能そのものには障害はない。このバランスの崩壊をもたらしたものは、本例の場合、やはり脳損傷であると考えられる。従って、一般的に、右上肢の末梢性運動障害（例えば右手骨折）によって左手書字を余儀なくされた場合などには、鏡像書字の出現はないか、あっても稀ではないかと推定される。

おわりに

以上が本例の鏡像書字についての我々の結論である。1例から導いた結論を一般化するのには慎重でなければならないが、右利き脳損傷患者の左手書字による鏡像書字の性質をよく表しているように思われる。

我々は、本例の報告（波多野ら、1978、Hadanoら、1979）以外にも、右利き右手書字による鏡像書字の1例を報告し（波多野ら、1979）、脳損傷例106例に左手書字を組織的に検査して臨床統計学的分析を行い（濱中ら、1978）、あわせて鏡像書字についての臨床的文献の歴史的展望をま

とめたことがある（波多野ら、1979）。鏡像書字には150年を越える臨床研究の歴史がある。日常的に観察される症状ではあるが（Fraenkel、1908）、脳の運動感覚制御とその障害とについて今なお興味深い知見をもたらす源泉のひとつである。

文　献

1) Alajouanine, T.：Baillarger and Jackson：The principle of Baillarger-Jackson in aphasia. J. Neurol. Neurosurg. Psychiat., 23：191-193, 1960.
2) Buchwald：Spiegelschrift bei Hirnkranken. Berl. Klin. Wochenschr., 15：6, 1878.
3) Critchley, M.：Mirror-writing. Kegan Paul, Trench, Trubner, London, 1928.
4) Fraenkel, M.：Spiegelschrift und Fehlhandlung der linken Hand bei Rechtsgelaemten（Apraxie）. Die Schrift als Heilmittel und der Werth der Doppelhirnigkeit und Doppelhaendigkeit. Arch. Psychiatr. Nervenkr., 43：1275, 1908
5) Fuller, J. K.：The psychology and physiology of mirror writing. Univ. Calif. Publ. Psychol., 2：199, 1916.
6) 波多野和夫, 濱中淑彦：鏡像書字について．日赤医学，30：134, 1978.
7) Hadano, K. und Hamanaka, T.：Ueber Spiegelschrift. Studia Phonologica, 13：8, 1979.
8) 波多野和夫，濱中淑彦，大東祥孝：右手書字で出現した鏡像書字について．脳と神経，31：1155, 1979.
9) 濱中淑彦：脳損傷による象徴＝言語障害の諸様相—鏡像書字を中心に．第2回日本失語症研究会学術集会，1978. 11. 23., 東京.
10) 濱中淑彦，加藤典子，大橋博司ら：脳損傷例にみられる鏡像書字に関する臨床統計学的研究．文部省特定研究「言語機能に対する大脳の統御機能とその障害に関する研究」班会議，1978. 12. 14., 東京.
11) Herrmann, G. und Poetzl, O.：Ueber die Agraphie und ihre lokaldiagnostischen Bezihungen. Abhandl. Neurol. Psychiatr. Psychol., Grenzgeb., 35, 1926.
12) Leischner, A.：Die Stoerungen der Schriftsprache（Agraphie und Alexie）. Georg Thieme, Stuttgart, 1957.
13) Leischner, A.：The agraphias. In：Handbook of the clinical neurology.（ed. by Vinken, P. J. & Bruyn, G. W.）, North-Holland Publishing Co., Amsterdam, 1969.

Vol. 4., p141.
14) Liepmann, H.：Das Krankheitsbild der Apraxie（motorische Asymbolie）auf Grund eines Falles von einseitiger Apraxie. Monatschr. Psychiatr. Neurol., 8：15, 102, 182, 1900.
15) 和田義夫，毛利孝一，高橋克忠，ら：鏡映文字書字現象を示したる4例，及び其の成立機転に就きての考察．精神神経誌，45：409, 1941.

臨床神経学のなかの鏡像書字

田代　邦雄

はじめに

　日に一度も鏡を見ない人は恐らくいないであろう。その鏡の中の自分の顔やそこに写る物体、景色を見ても何の違和感もないにもかかわらず、文字が逆さまになる鏡像書字となると直ぐに気づくはずである。そのよい例が学会などでスライドの文字が裏返しに投影されるときに誰でも直ちにその誤りを指摘するのである。

　逆文字のうち、楷書できちんと書かれた漢字ならば、ある程度は読むことが出来る。しかし平仮名で、しかも流れるように筆で書かれた文字は逆文字になると読むのは難しい。筆記体で書かれた英文となるとまったく見当がつかなくなるであろう。ルネサンスの巨匠で、あのモナ・リザで有名なレオナルド・ダ・ヴィンチ（Leonardo da Vinci）の記録がすべて鏡像書字であることはよく知られているが、なぜ逆文字で書いたのかについてはさまざまな説がある。

　この逆文字を逆手に利用したアイデアも知られている。そのことに初めて気づかされたのは遥か遠い昔であるが、1985年に学会でドイツを訪れた際に、ハイデルベルク城を訪ね、美しい夕日を見てから徒歩で山道を下る途中、警察のパトカーが2台並んで停まっているのに遭遇した。そのフロントにはドイツ語で警察を意味する"POLIZEI"が大文字で書かれていたが、隣のもう1台には逆文字で"IEZILOP"となっていたのである。スピード違反をして走行中の運転手が、後ろから追跡してくるパトカーをバックミラーで見ると、警察ということが一目瞭然にわかる仕組みとなっている訳であり、そのような観点から注意してみると、訪問した欧州各国、米国、カナダなどアルファベットを使用する国々では

パトカーばかりでなく、救急車、バスなどの公共交通機関、トラックなど、注意を喚起してもらわなければならない乗り物などでは、海外でひろく応用されていることを知らされた次第である。また、小学校に入る前の子供で文字を書き始めるときに、正常でもこの逆文字が現れることはよく知られており、有名で世界的にもひろく知られている玩具屋であるトイザラスのスペルで、"R"を"Я"として表しているのはその点を見事に利用、示したものといえる[1]。

鏡像書字（mirror writing）との出会い

個人的なことになるが、大学卒業後の専攻として神経学を目指していた筆者の、医師として初めての論文が1967年の「鏡像書字の1症例」という症例報告[2]であった。

患者は34歳、右利きの男性で、1955年（24歳時）に何らの誘因なく、ある日、急に字の意味はわかるが言葉に出せないという症状が出現、その翌日に激しい頭痛とともに意識消失、意識が回復したときに視野の右側が見えない、物品の呼称障害、しかし、これらは、その後3年の間に右側視野欠損以外は回復したという。その後、意識喪失発作もあるということより1959年（28歳時）北大脳神経外科に入院、左中大脳動脈領域の動静脈奇形が見つかり、その部分摘出手術を受けた。しかし、その6年後の1965年（34歳時）に右上肢から始まる痙攣が出現、前回と同じ部位に再び異常があり動静脈奇形を再手術、その後、運動性失語、右片麻痺が残り、左手を使用せざるをえなくなった。

左手で書字の訓練を始めたところ、はじめは文字として読めないほどであったが、術後20日目頃より自発的に書いている文字が完全に鏡像を呈していることが判明、時計の図でも円を描く方向は左周り、さらに時刻の位置は正しいが数字は鏡像を示した。その後、訓練によって意識的に矯正できるようになったが部分的に鏡文字が混入する現象もみられた。

当時の考察としては"この症例は、先天的な血管異常を大脳左半球にもっていたため、その側の機能の低下が以前からあったのではないか、したがって右半球に書字の機能が隠れていたものが、今回の手術で左半球の障害が著明となるとともに、右半球の働きがさらに強まり、その結果左手での書字の際に鏡文字となったのではなかろうか？"と推定、1926年の有名なCritchley[3]の論文「The significance of mirror writing」にあるTable：The etiology of mirror-writingに示された"Certain cases of right hemiplegia（with left hand）"にあたる症例と考察、これが、その後の鏡像書字研究の始まりとなった。

　本来、人に両手で鉛筆をもたせ、同時に同じ円や数字を書くように命令ずると、右は普通でも、同時に書かせる左での円の軌跡は逆方向、また数字は鏡文字となる方が自然なのである（Bi-manual writing）。Critchleyの論文にある鏡像書字の原因分類は現在でも揺るぎない金科玉条と言えるものであり、そこでは、（1）Spontaneous、（2）Experimentalとに分け、その各々に属する項目が記載されている（表1）［注：この表の矢印とアンダーラインは筆者の追加項目で、これらに関しては後述p.63～64］。

　その分類には、書字を習い始めの正常な子供でも、完全な鏡文字、あるいは部分的な逆転を示すことがあることも述べられており、ちなみに、筆者の三人の子供のうちの二人、そして孫娘に、3～5歳の頃に鏡文字があり、現在もそれらを個人的な証拠品として大切に保管している次第である。

神経疾患と鏡像書字

　神経学的診察の際に、手のふるえ（振戦）を訴える患者であれば、必ずその状態の把握の意味も含めて、ペンや鉛筆で、名前や数字、簡単な図（主に丸、三角、四角、螺旋、渦巻、場合によっては時計の図など）

表1 鏡像書字の分類

Table 3 Aetiological classification of mirror writing (modified from Critchley 1926)

(1) Spontaneous
  (a) Certain cases of right hemiplegia (with left hand)
  (b) Certain normal children who are learning to write (left and right hand)
    (1) Complete mirror writing
    (2) Fragmentary reversals
  (c) Some backward children and feeble-minded adults, particularly when associated with left-handedness (usually with the left hand)
  (d) Cases of congenital word blindness (either hand) (the reversals are usually partial only)
  (e) In the left-handed script of sinistrals who have been taught to write with their right hand (under special circumstances)
  (f) Cases of Little's disease (left hand)
→ *(g) Some normal persons (Leonardo da Vinci, Allen etc.)
(2) Experimental
  (a) Bi-manual writing
  (b) Forehead writing (either hand)
  (c) Writing on the under surface of a board (either hand)
  (d) During states of inattention or partial obfuscation of consciousness (with left hand)
    (1) After blows on head
    (2) During hypnosis or in hysterical trance states
    (3) Intoxication with alcohol, ether, or cannabis indica
    (4) During mental abstraction
→ *(e) Certain cases of essential tremor, Parkinson's disease, and cerebellar disorders

*Proposed additions by the author.

} In normal subjects

→ : Newly added items to Critchley 1926
(J Neurol Neurosurg Psychiatry 50 : 1572–1578, 1987)

を記録することが重要であり、たとえ片側のみの訴えでも必ず左右両方で記録することを原則とすべきである。

そのような考えに基づき、1974〜1975年にかけて検討を始めた際に左手での鏡像書字をする2症例に遭遇することになった。第1例は47歳、右利きのパーキンソン病の女性で、振戦と筋固縮をともなうが後者がより目立つ症例であった。書字で小字症の傾向と、左手での見事な鏡像書字を示した。しかも図として時計を描かせたところ鏡像の数字ばかりでなく、その位置も逆転していた（図1）。続いての第2例は54歳、右利きの男性で、4〜5年前より手のふるえに気づいており、緊張すると悪化、アルコール摂取で軽快するという訴えで神経学的診察も含めて本態性振戦と診断された。本例でも右手、ついで左手での書字をさせたところ鏡像書字、図としての時計も数字ばかりでなく、位置の逆転、しかも、そ

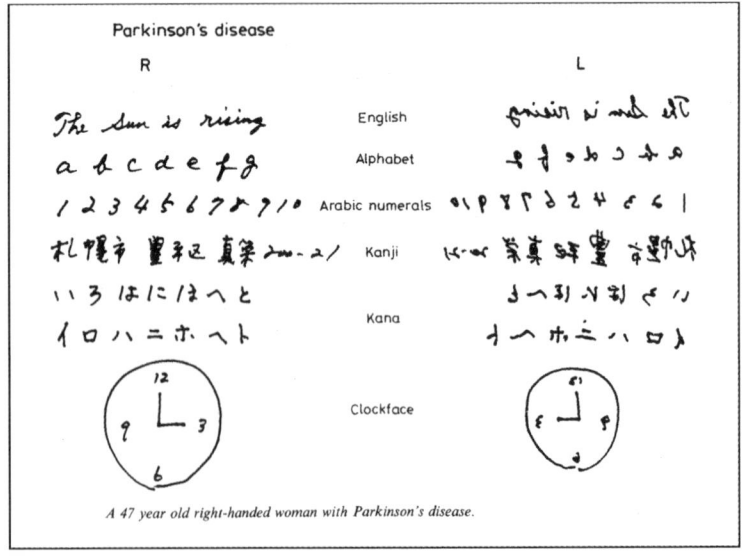

図1　パーキンソン病にみられた鏡像書字

J Neurol Neurosurg Psychiatry 50：1572-1578, 1987

れが異常であるとは気づいていなかった。この2症例の経験より、その後に受診、経過観察中のパーキンソン病および本態性振戦症例で同様の書字をさせたところ同じ現象を呈する例が各々4例となったため、この時点で、これら8症例を予報的観察結果として1978年発行の神経内科誌のBrief Clinical Notes[4]、Letters to the Editor[5]に投稿、以降も検討を継続することとした。

そして、種々の神経疾患患者の協力を得て症例を蓄積していき1987年に、それまでの症例をまとめて英文として報告[6]、その症例数は、本態性振戦65例中12例（18.5％）、パーキンソン病66例中9例（13.6％）、脊髄小脳変性症35例中3例（8.6％）、その他、第4脳室腫瘍、緊張型頭痛、書痙、脳血管障害、各1例の計28例において左手での鏡像書字、しかも興味あることには、左での鏡像書字をしても、それが鏡文字になっていることに本人が気づかない例が19例（67.9％）、特に、振戦をきたしうる疾患である本態性振戦、パーキンソン病、脊髄小脳変性症に絞ると18/24例（75％）と非常に高率になることが注目された。その他では、48歳男性で書痙の例があったが利手を左利きより右利きに矯正されたケースであった（この書痙との関連については、後年インドのPK Palら[7]が9歳の少女の例を報告している）。なお健常コントロール258例（医学部学生）では鏡像書字例は見られなかった。

その後、1989年にインドのニューデリーで第14回世界神経学会議が開催された際に、今までの経験例にその後の症例を追加し、本態性振戦［平均年齢62.5歳］144例中24例（16.7％）、パーキンソン病［平均年齢62.2歳］145例中24例（16.6％）、今回は年齢をマッチしたコントロール60例［平均年齢62.9歳］中では鏡像書字例は0例という結果を報告したのである（表2）[8]。

その後、パーキンソン病と鏡像書字の関連については大槻[9]により追試がなされ、そこでは、臨床的にパーキンソン病と診断された右利き患

表2 本態性振戦とパーキンソン病における鏡像書字の発現頻度—1976〜1988—
(New Delhi, 1989)

疾患名	鏡像書字症例数	年齢(平均)	男／女	利き手(右／左)	鏡像書字認知(−／＋)
本態性振戦(ET)	24	44〜75(62.5)	10/14	24/0	19/5
パーキンソン病(PD)	24	47〜75(62.2)	3/21	21/3	21/3
コントロール	0 （健常対象60例：平均年齢62.9）				

鏡像書字発現頻度　24/144 in ET（16.7％）
　　　　　　　　　24/145 in PD（16.6％）
　　　　　　　　　 0/ 60 in Control（0％）

者100例を、levodopa治療群68例（男性33例、女性35例、平均年齢67.8歳）、levodopa未治療群32例（男性13例、女性19例、平均年齢69.2歳）、そして条件としてはYahr I〜IIで描画、書字が可能、かつ痴呆のないものでの検討では全書字数の過半数が鏡像書字であった場合を「出現した」という基準をもって判定、結論としてパーキンソン病では治療、未治療にかかわらず約20％近くに鏡像書字が出現するとの報告であった。

これらの報告から本態性振戦、パーキンソン病のような振戦をきたしうる疾患では左手での鏡像書字の高頻度の発現は間違いない事実であると考えられた。

鏡像書字の発現機序については、国内外を含めて幾つかの説が出され、興味ある課題であることより、その詳細は後述することとした。

鏡像書字をめぐる歴史的変遷

今回の企画で翻訳・紹介されるCritchleyの原著MIRROR-WRITING[10]での鏡像書字に関する歴史的考察では、"おそらく最古の参

考文献は，1698年にLentiliusによって書かれたものであろう"とする記載と，"Buchwald（1878）は，左手で鏡像の文字を書いた右利き片麻痺の3例を報告した"とする記載があるが，ルネッサンス期のLeonardo da Vinci（1452-1519）のノートについても触れ，"da Vinciは20歳の時以来，明らかに，習慣的にこの方法で字を書いていたという事実がある"とも述べ，また彼の手稿からの抜粋として鏡像書字の口絵も収載されている。

鏡像書字についてルネッサンス期のda Vinci（1452-1519）まで遡るとすれば，彼の21歳のときの作品「風景」の中に"サンタ・マリア・デル ラ・ネーヴェの日に，1473年8月5日"というサインがみられるが，それは鏡文字で書かれており，生来の左利き説，一方，何時からかは定かではないが右片麻痺があるためという説，さらには芸術のみならず，医学，科学，建築学など多方面にわたり天才的仕事をした彼が秘密を隠すためにこの文字を用いたとする説まである。

このうち生来の左利きであり鏡像書字をしていたということは，彼の21歳の作品からみても有力なものとも思われ，一方，右片麻痺があったということについてもよく知られているようであり，彼の代表的作品であり，まさに"da Vinciといえば，この図なしでは考えられない！"と多くの人が認めるウイトルウイウス的人体比例図（Vitruvian Man）をよく観察すると，本来は人体が左右対称で黄金矩形の中に納まるという意義を示すその構図にもにもかかわらず，その右脚そして右手掌は左と比べても左右対称ではなく，神経学的にその目でみると，右痙性片麻痺の姿位を思わせるとも考えられるのである［但し，この説は私見であり世界的には承認されたものでないことをお断りしておきたい］[11]。

国内外における鏡像書字の研究

本邦における鏡像書字の報告および研究には長い歴史と素晴らし考察がある。

その中でも波多野、濱中[12)、13)]、杉下[14)]により国内外の論文を網羅した総説があり、その分類、成立機序に関する諸学説の紹介、実例とその検査・考察，更には鏡像書字に関する神経心理学的諸問題の解説があり、日本における鏡像書字研究の指針となっていると言える。

　一方、国外に目をむけると、英国London、Queen SquareのSchottによる多数の論文、総説が発表されているところである。

　Schott[15)]は1999年のLancetに、"Mirror writing in normal people"として、英国Birminghamの生理学教授FJ Allenが、13歳の時に左手での鏡像書字ができるのに気づいていたことについて約100年前の1896年に論文として発表したとして紹介、また「不思議の国のアリス」で知られるLewis Carrollによる"looking-glass letters"、また歴史上最も有名な鏡像書字者としてda Vinciを紹介しているのである。一方、同論文には"Pathological mirror writing"として、右利き者で右片麻痺後に左手での鏡像書字が起こることがある、アラビア語やヘブライ語のように右から左方向に書く文字では見られることがあること、そして、その論文の中で筆者ら[6)]が先に挙げた1987年にJ Neurol Neurosurg Psychiatryに発表した"essential tremor、Parkinsn's disease and spinocerebellar degeneration"において鏡像書字が高頻度に見られたとする説を英語圏で初めて引用してくれたのであった。

　また、2007年にSchott[16)]が纏めたMirror writingのREVIEWでは101の引用文献を踏まえた意見が述べられ、そこでは、1926年のCritchley[3)]の発表以前のものとしては、1698年のLentiliusによる病的に出現した初めての症例記載にも触れるとともに、1878年にBuchwaldが脳疾患での"mirror writing (Spiegelschrift)"という用語を紹介したことを再び引用、また1913年にVasariがda Vinciの逆文字（reversed letters）について、"その文字は読む訓練をしなければ理解困難、なぜならば鏡を用いなければ読めないからである"と報告したことなども含めた詳細なreviewとな

っている。また非常に稀であるが鏡像読字（mirror reading）を伴うことがあることにも触れ、健常人での鏡像書字［Schott, 2007論文内のTable 1］と、病的に発現する鏡像書字のリスト［同Table 2］も提示している（注：その［Table 2］の中にも、筆者ら[6]の提唱した"essential tremor, Parkinsn's disease and spinocerebellar degeneration"を項目として採用）。

興味ある点としては、Schottは、その論文の中で、habitual mirror writer（常習的鏡像書字者）は例外的といえるほど稀であり、da Vinciが恐らく唯一の例であろうと記載、da Vinciは左利きである、その書字は21歳あるいはそれ以前からである、また他人のためではなく自分自身のため書いたもの、また、それを矯正する文化的、教育的な圧力がなかった、さらに彼は恐らく65歳以前に脳卒中に罹患し右上肢の麻痺，また言語は侵されず，左手での描画と鏡像書字をしたことなどを列挙しているのである［同2007論文のTable 4］。そして結論として、今こそ鏡像書字の更なる検討する機会にきていること、健常人や種々の疾患における鏡像書字の有病率、遺伝的パターンや鏡像書字の特徴、左利き・右利きについて、また書字方向として右方，あるいは左方へ書く言語などについても機能画像も含めていくことの必要にも言及しているのである。

鏡像書字発現機序について

鏡像書字の発現についてはCritchley（1926）による分類[3]（表1）に挙げられているものがこのテーマのスタンダードであり、この病因的分類に示される如くにSpontaneousに見られるものと、Experimentalに出現するものとが知られている。その中で矢印とアンダーラインで示したものが筆者らの新たに追加したものであり、Leonardo da VinciとAllen教授については既に述べたごとく見事な鏡像書字をされた例として異論はないところであろう。

ここで、Experimentalの項目に（e）として我々が提案、追加した疾患を追加したので、これについて論ずることとする。すなわち、我々が経験した本態性振戦、パーキンソン病そして脊髄小脳変性症に共通する神経徴候には"振戦"という現象がある。その振戦そのものはパターン、サイクルを考慮すると各疾患で同一ではなく、各々の特徴があることも周知の事実であるが、これらに共通する中枢性のリズム形成機構が存在することが定位脳手術（視床のVim thalamotomy）の成果[17), 18), 19)]より推定されることより、臨床的にこれら振戦を伴う疾患での鏡像書字発現が説明できると考え"The involvement of thalamo-cortical circuitry"という説[6)]を提唱したのである。

　鏡像書字について世界で最も精力的な研究を推進しているQueen SquareのSchott and Schott[20)]は、鏡像書字発現の機序に関する説を4つにまとめ2004年に提示している（表3）。そこには、1. The motor center hypothesis、2. The visual hypothesis、3. The spatial-orientation hypothesis、に加えて、我々の提唱した、4. The involvement of thalamo-cortical circuitry説を加えて紹介してくれたことを光栄に思っている次第であるが、日本語に対する解説には誤りがみられている。すなわち、Schottらは"日本人や中国人で左手での鏡像書字の報告が多いのは、これらの国民では伝統的に文字が右から左方向に読み書きされるからである"との意見を述べていることであり、その解釈の誤りについては、日本語では漢字、仮名文字とも上から下へ向けて書くこと、改行は確かに右から左へ行うが、そのことで日本文字は左方向に書くというSchottらの意見には当てはまらないこと、また日本文字を横書きする場合はアルファベット文字と同じく左→右方向である点も含めてCorrespondence[21)]で指摘、Schottら[22)]からのReplyも得ているが、彼らは日本語の特色を未だ十分に理解しておられない点もみられることは残念である。

　その他の説としては、先に挙げた大槻[9), 23)]はパーキンソン病の他に

表3 鏡像書字発現機序に関する諸説

| Various theories to account for mirror writing have been proposed, and these have been summarized elsewhere.[2] They include:
　1. *The motor center hypothesis*, in which it is postulated that there are motor programs in the brain, with the programs represented bilaterally but in mirror form in the 2 hemispheres. When the left hand carries out writing movements normally carried out by the right hand, it has been suggested that in mirror writing there is a failure to inhibit the natural left-handed tendency to write leftward and in mirror form.
　2. *The visual hypothesis*, in which it is similarly envisaged that there are bilateral visual memory traces (engrams) in the brain, the nondominant (usually right) hemisphere engram being in mirrored form and again normally suppressed. Thus, when suppression is impaired or incomplete, mirror writing with the left hand would result. Conflict between abnormal motor pathways subserving mirror writing and a normal visual monitoring system has also been suggested.
　3. *The spatial-orientation hypothesis*, in which it is suggested that there is confusion in respect of direction and orientation of reading and writing, sometimes associated with spatial confusion. These phenomena may merge with other related phenomena, including difficulties in overcoming the left-to-right directional bias of normal writing, right-left perceptual difficulties, different processing of writing in right and left hemispace, and access to mirrored graphemes when mirror writing is part of more complex mirror and perceptual phenomena.[5]
　4. *The involvement of thalamo-cortical circuitry*. Rarely, mirror writing may be seen in essential tremor, Parkinson disease, and spinocerebellar disorders. It has been postulated that disruption of thalamo-cortical pathways may be the common underlying factor in these conditions. | (from Schott GD, Schott JM. Mirror writing, left-handedness, and leftward script. Arch Neurol 61：1849-1851, 2004)

1. The motor center hypothesis

2. The visual hypothesis

3. The spatial-orientation hypothesis

4. The involvement of thalamo-cortical circuitry |

脳血管障害症例から考えられる鏡像書字発現の機序として基底核の関与を推定しているが、この問題については今後とも漢字、仮名、アルファベット文字、そして縦書き、横書きを駆使する日本での更なる症例の蓄積と検討に期待するものである。

おわりに

神経疾患の症候学における"鏡像書字"の研究は、日本ばかりでなく

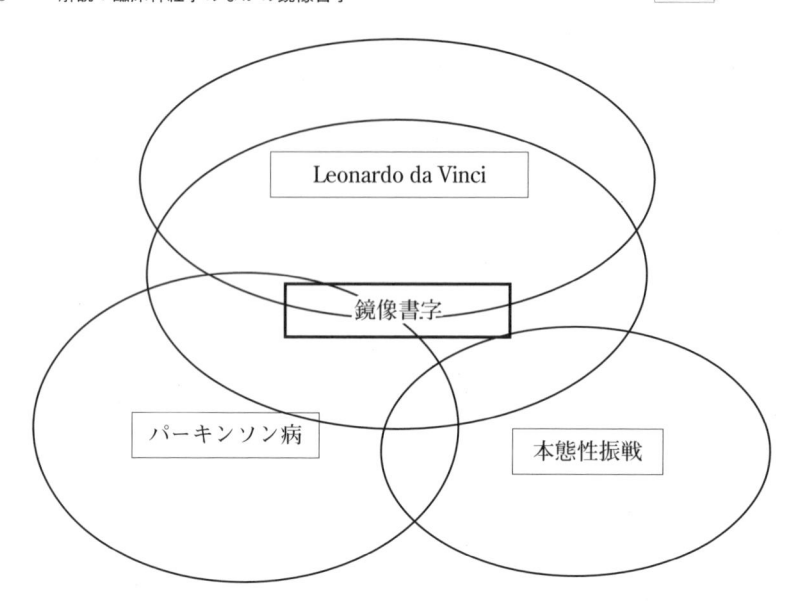

図2 Leonardo da Vinci、パーキンソン病、本態性振戦と
　　鏡像書字の相互関係

世界的にも興味つきない話題である。
　また、鏡像書字を論ずるにはda Vinciは避けて通れない人物であり、神経学上でも、これまで彼に関するに多くの論文が発表されてきている。特にパーキンソン病とda Vinciの関連で注目を集めたのは、1988年6月イスラエルのエルサレムで開催された第9回国際パーキンソン病シンポジウムにおいて、カナダのDB Calne教授[24]が"da Vinci自身がパーキンソン病と思われる人物を記載している"と発表し注目を集めたのであった。
　とくに近年のDan Brown[25]によるTHE DA VINCI CODE（2003）ブームにより、多くの関心が"モナ・リザや鏡文字"に注がれているという社会的現象とともに、神経学的にもda Vinciの鏡像書字に対する関心の昂りに加え、"モナ・リザのモデルはda Vinci自身ではないか？"とす

る説も話題となっている（筆者は神経症候学的立場よりこの問題にも関心をもっており，その説に賛同する意見[1]を表明しているつもりである）。

最後に，鏡像書字を中心にして，da Vinci、パーキンソン病，本態性振戦の関係，さらに，それらがどのようにオーバーラップすべきかを想定する図を提示し，今後更なる神経症候学的研究，神経心理学的研究，そして討論がなされ，新たな展開に繋がることを期待し纏めとする次第である（図2）[26]。

文　献

1） 田代邦雄：神経症候学の夢を追いつづけて．悠飛社，東京，2005
2） 田代邦雄：鏡像書字の1症例．臨床神経学 7：533-538, 1967
3） Critchley, M.：The significance of mirror writing. Proc R Soc Med, 20：397-404, 1926
4） 田代邦雄，松本昭久：本態性振戦患者にみられた鏡像書字—4症例の報告と鏡像書字発生機序に関する考察—．神経内科 8：485-488, 1978
5） 田代邦雄，松本昭久：パーキンソン病における鏡像書字．神経内科 8：603-604, 1978
6） Tashiro, K, Matsumoto A, Hamada T, Moriwaka F：The aetiology of mirror writing：a new hypothesis. J Neurol Neurosurg Psychiatry 50：1572-1578, 1987
7） Pal PK, Shivashankar N：Mirror writing in task specific dystonia：a case report. Mov Disord 22：1833-1834, 2007
8） Tashiro K, Matsumoto A, Moriwaka F, Shima K, Hamada T：Mirror writing in essential tremor and Parkinson's disease. Neurology India, Suppl to Vol. 37, p. 201, 1989
9） 大槻美佳：前頭葉，基底核の高次機能．高次脳機能研究 28：163-175. 2008
10） Critchley, M.：Mirror-Writing. Kegan Paul, Trench, Truber & Co. Ltd. Broadway House, Carter Lane, E. C., 1928（Mirror-Writing：鏡像書字，本村　暁：訳，認知神経科学，Vol. 5, No. 3, 2003, 175-182；Vol. 6, No. 1, 2004, 46-54）
11） 田代邦雄：Leonardo Da Vinci—鏡像書字の謎—，神経内科 61：592-594, 2004
12） 波多野和夫，濱中淑彦：鏡像書字について．日赤医学 30：134-143, 1978

13) 波多野和夫, 濱中淑彦, 大橋博司：鏡像書字をめぐる神経心理学的諸問題. 神経内科 10 : 532-541, 1979
14) 杉下守弘：Mirror Writing. 失語症研究 5 : 743-747, 1985
15) Schott GD：Mirror writing : Allen's self observations, Lewis Caroll's "looking-glass" letters, and Leonardo da Vinci's maps. Lancet 354 : 2158-2161, 1999
16) Schott GD：Mirror writing : neurological reflections on an unusual phenomenon. J Neurol Neurosurg Psychiatry 78 : 5-13, 2007
17) Narabayashi H, Ohye C：Parkinsonian tremor and nucleus intermedius of the human thalamus. Progress in Clinical Neurophysiology, Vol. 5, Basel；Karger, 1978 : 165-172（Desmedt JE, ed）
18) Ohye C, Hirai T, Miyazaki M, Shibazaki T, Nakajima H：Vim thalamotomy for the treatment of various kinds of tremor. Appl. Neurophysiol 45 : 275-280, 1982
19) Jankovic J, Cardoso F, Grossman RG, Hamilton WJ：Outcome after stereotactic thalamotomy for parkinsonian, essential, and other types of tremor. Neurosurgery 37 : 680-686, 1995
20) Schott GD, Schott, JM：Mirror writing, left-handedness, and leftward scripts. Arch Neurol 61 : 1849-1851, 2004
21) Tashiro K, Matsumoto A, Moriwaka M, Shima K, Hamada T：Etiology of mirror writing in Japanese. Arch Neurol 62 : 834-835, 2005
22) Schott GD, Schott, JM：In reply. Arch Neurol 62 : 835, 2005
23) 大槻美佳：書字の神経機構. 神経文字学, 医学書院, 2007 : 179-200（岩田誠, 河村満 編）
24) Calne DB, Dubini, A, Stern G：Did Leonardo describe Parkinson's disease? N Engl J Med 320 : 594, 1989
25) Brown D：THE DA VINCI CODE, Doubleday, New York, 2003
26) 田代邦雄：レオナルド・ダ・ヴィンチ, 鏡像書字, そしてパーキンソン病. パーキンソン病―臨床の諸問題―, 中外医学社, 2006 : 173-180（山本光利 編著）

鏡像書字の諸相

杉下　守弘

I. はじめに

　文字を鏡に映すと、文字の上下はそのままであるが、左右が逆向きになる。このような左右が逆になっている文字は、鏡像文字と呼ばれる。鏡映文字、鏡文字、逆文字、左文字、裏文字などといわれることもある。鏡像文字を書くことを鏡像書字という。

1. 正常な鏡像書字

　鏡像書字にはいろいろある。鏡像文字は縁起がよいとか、奇抜でおもしろいからといった理由で書かれることがある。日露戦争で名を馳せた岡崎生三陸軍中将は好んで「馬」の鏡像文字を揮毫したという。毛筆では「ハネ」や「トメ」があって、鏡像文字を書くのは難しい。図1は、支那通として知られた言語学者、後藤朝太郎教授が大正八年に揮毫した「鏡像文字の天壌無窮」である。
　このような鏡像書字は、普通

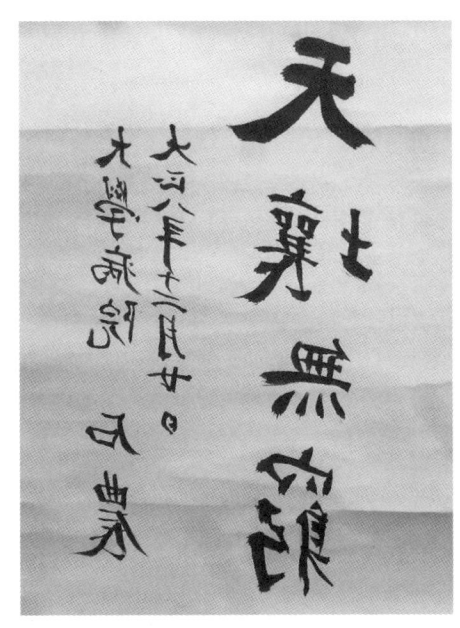

図1　天壌無窮の鏡像文字

の正しい文字は勿論書けるけれども、鏡像文字も書けるという場合である。一方、正しい文字が書きにくく、鏡像文字になってしまうという場合がある。このような場合は鏡像文字障害といわれる。鏡像書字に人々の興味を向けさせてきたのは、この奇妙な症状——鏡像書字障害の存在であろう。

2. 鏡像書字障害

　鏡像書字障害でもっともよく知られているのは、小児が文字の習得中に示す発達性鏡像書字障害である。

1）発達性鏡像書字障害

　小児の大半は多かれ少なかれ、文字の習得時に、文字が書けない、あるいは書きにくいけれども、その文字の鏡像文字ならば書けるという現象を呈する。普通は、「も」、「の」、「き」、「し」などに見られることが多く、割に短期間に克服されることが多い。これは発達段階で起こる現象であるから病的なものではない。しかし、難読症、吃音、知的障害などのある小児で長期にわたって鏡像書字が発現し修正がきかない場合は病的で障害である。

　鏡像書字障害は、上述の発達性鏡像書字障害のほかに、大脳が損傷されると生ずる鏡像書字障害がある。

2）左半球損傷で生ずる鏡像書字障害

　左半球損傷による鏡像書字障害とは、一度、文字を習得し、正しい文字が書けるようになっていた人が、脳卒中などのため左半球損傷を生ずると引き起こされる症状である。

　図2は、主に左頭頂・後頭葉に脳塞栓が起こり、その後、左手で書くと、正しい文字が書けなくなり、かわりに鏡像文字を書いてしまうようになった症例の書字である（村本・杉下・豊倉、1978）。発症3日後に書取を行わせると、仮名でも漢字でも鏡像文字がみられた。住所を書かせ

ても、鏡像文字になってしまうことが観察された。

　左半球損傷で生ずる鏡像書字障害は、19世紀後半からBackwaldらによって報告されてきた。我が国でも、古くは勝沼らによる報告がある。このような左半球損傷による報告例を基に鏡像文字の発現に関する大脳メカニズムが論ぜられ、人々の関心をさらに深めてきた。脳に関する仮説の中には、「左半球に正像文字の記憶が貯えられており、右半球に鏡像文字の記憶が貯えられているのだ」といった興味ある説も登場し、いやがうえにも人々の関心を引き付けてきたのである。

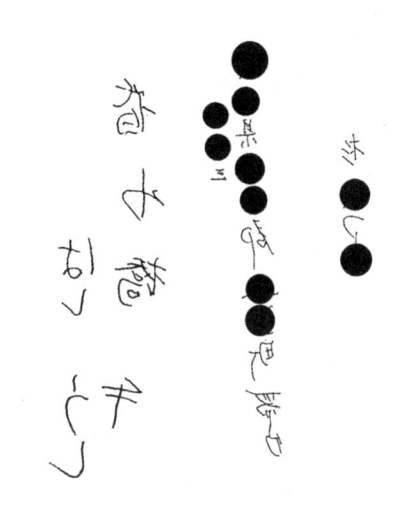

図2　発症3日後の自発書字と書取

II．鏡像書字を考える上で重要な5つの事実

　鏡像書字を考える上で重要な事実が5つある。

1．文字の方向性
　日本語、英語をはじめ、文字は左から右側へ書かれる部分が多い。そして、鏡像文字は右側から左側へ書かれる部分が多いことである。

2．左右の手と左右方向への運動
　右手は外転方向すなわち、左から右への運動がやりやすく、左手は外

転方向すなわち、右から左への運動がしやすい。文字の方向性があるので、左右の手の器用さが同じならば、右手の方が左手より文字が書きやすく、また、鏡像文字は左手が右手より書きやすい。

　もう一つの問題は利き手の問題である。

3. 利き手

　先に左右の手の器用さが同じならと述べたが、左右の手の器用さが同じ人は稀である。実際のところ多くても5％位であろう。85％位が右手利きで、右手が器用で、左手が不器用である、左手利きは10％位で、左手の方は右手より器用である。普通の文字および鏡像書字の問題はこの利き手の要因が効いてくる。ところが大抵の人は右手利きであるけれども、そうでない人、すなわち左手利きや両手利きの人がいるので、鏡像文字の問題は複雑になるのである。左利きの人は右利きの人より左手で鏡像文字を書きやすいからである。さらに根本的な問題は、鏡像書字を起こす人の脳のメカニズムを考えるときに問題生ずるのである。なぜかというと、右利きの人の約95％は左半球で言語機能をつかさどっているといわれている。一方、左利きや両手利きの人の場合は、約60％の人は右利きの人と違って右あるいは左右の半球が言語機能を司っているといわれているからである。残りの40％の人は右利きの人と同様で、左半球が言語機能を司っている。

4. 教　　育

　我々は正しい方向の文字、正像文字を書くように教育を受け、鏡像文字は書かないような教育を受ける。したがって、手で字を書かせられると、字は正像文字を書くように教育されている。左手で書字する場合も、正像文字を書くように教育されている。

5. 訓　　練

　鏡像文字は訓練すれば、かなりな程度まで可能であることに留意しなければならない。例えば、右利きの人の場合、右手では正像文字が書きやすい。なぜなら右手が左手より器用であり、正像文字は左から右へ書かれるからである。さらに教育によって、右手で正像文字を書くことには磨きがかかっている。それでは、右手で鏡像文字を書くのはどうかというと、これは難しい。しかし訓練によってかなり書けるようになるという側面がある。左手で鏡像文字を書くことは右手よりやさしいから、訓練すれば鏡像文字を書くことは可能である。極端な言い方をすれば、訓練して左手で鏡像文字を書けるようにして、そして、「左手で書くと鏡像文字が出ます」と虚偽を述べる事も可能なのである。この要因は従来、見過ごされてきたけれども、鏡像文字の問題を複雑にしている要因の一つである。

　以上に5つの要因をあげたが、文字の方向性と手が外転運動をしやすいという2つの要因以外の、①利き手、②教育、③訓練の三要因は幅のある要因で鏡像文字の問題を複雑にしている要因である。次に上記の5つの要因を考えながら、冒頭で述べた鏡像書字と鏡像書字障害について検討していきたい。

Ⅲ. 鏡像書字の本態

1. 正常な鏡像書字

　正しい文字は勿論書けるけれども、鏡像文字も書けるという場合について考えてみると、この場合は、左手利きあるいは両手利きの人が左手で書いたものが多い。左手利きなら左手が器用なので、文字を書くことが容易にできるし、鏡像文字の方向性と左手の右から左への運動がやさしいという条件が加わるので鏡像文字は書きやすい。しかも鏡像文字を書く訓練をすればなおさら鏡像文字を書くことはやさしくなってくる。

先に述べた岡崎生三中将や後藤朝太郎教授は左利きであり、左手で鏡像文字を書いたのではないかと思われるが詳細は不明である。しかし、左利きでなく右利きであり、しかも右手で書いた鏡像文字がある可能性も零とはいえない。毛筆で鏡像文字を右手で書くのは不可能のように思えるが、人間は訓練次第で驚くべきことができるようになるものである。

　右利きの人が右手で書く鏡像文字の例としてほかに、印鑑の文字がある。印鑑を刻する前に文字の原稿を書くわけであるが、これは鏡像文字である。この鏡像文字を印材に張り付けて、それから鏡像文字を彫るのである。山梨県西八代群市川三郷町六郷地区は、印鑑生産が日本一盛んなところである。ここで印鑑作成の技術の高いことで知られる佐野和弘氏の話では、右手で鏡像文字が書けるという。また、右手で90°回転した鏡像文字を書く方法があるという。90°回転した鏡像文字は右手で書きやすいとのことであった。

　鏡像文字障害のうち、小児にみられる発達性鏡像文字障害を次にみてみよう。

2. 鏡像文字障害
1）発達性鏡像文字障害

　小児が文字の書き方を習得している時期に正しい文字が書けず、鏡像文字を書いてしまうことがある。これは右利きの小児が右手で書いても、左利きの小児が左手で書いても生じ、後者の方が鏡像文字が出現しやすい。小児でおこる発達性鏡像文字の原因は文字の習得時の小児では正像文字と鏡像文字の区別がまだつきにくいという視覚性要因によると考えられる。鏡像文字は正常な小児で少なくとも20％位には生ずるのではないかと思う。左利きで左手で字を書く学童、小児で難読症や知的障害のある場合などは鏡像文字障害が生ずる率はずっと高くなる。この場合は視覚的要因以外に色々な原因（たとえば言語優位半球が左か右に確立し

にくいなど）が加わると思われる。

3. 左半球損傷で生ずる鏡像書字

　左半球損傷で生ずる鏡像文字障害とは、左半球損傷で中枢性右片麻痺を生じ、右手で字が書けなくなる。それで左手で書くと正像文字が書けず鏡像文字しか書けない症状である。要点は、「左手で書くと鏡像文字がでる」というところである。通常、字を書かせる場合は右手で書かせる。しかし、左半球損傷のため、右手が麻痺しているので、左手でしか書かせることができなくて書かせてみると左手の鏡像文字に気付くのである。左手で書くのであるから、両手利きや左手利きだと右手利きよりも左手で鏡像文字を書きやすいのは勿論である。

　左半球損傷で生ずる鏡像文字は「左手で生ずる鏡像文字」であるが、右手で書くと正像文字なのだろうか。通常は右手が麻痺している例が多いので、右手でどちらの文字が出現するか調べられない。しかし中には右手の麻痺が軽度であったり、だんだん麻痺が回復してきて、右手で字を書ける場合がある。このような場合に右手で書字を試みさせると正像文字がでてくる症例の方が多いといわれている。しかし中には右手で鏡像文字が出現する例もある（村本・杉下・豊倉、1978）。このような場合、右手は左手より鏡像文字の出現は少ないのが普通と思われる。

　次に左半球損傷で生ずる鏡像文字がどのようなメカニズムで生ずるのかを考えてみたい。そのメカニズムには2つある。1つは、①左脳損傷によって患者に注意障害を生じ、「鏡像文字を書いていることに気づかない症状」を起こしているという仮説である。この仮説は、軽度の鏡像文字をよく説明できる。軽度の鏡像文字とは左手では鏡像文字を書きやすい。しかし書きやすいといっても鏡像文字と気づけば訂正しようとするわけである。それに「気づかないという症状」が起こったので、鏡像文字が出現する。しかし鏡像文字の数は少なく、短期間しかみられない。

鏡像文字の症例の大部分は軽度の鏡像文字である。この仮説で多数の軽度鏡像文字を説明できると思われる。

「鏡像文字に気づかない」という症状は、左半球のどこでも生ずるように思える。軽度の鏡像文字は左半球の色々な部位（被殻、視床、前頭―頭頂葉損傷、など）の損傷で生ずるという事実もこの仮説を支持しているといえよう。

本態性振戦、パーキンソン病、脊髄小脳変性症で「左手の鏡像文字」が報告されている。これらの例も多くは軽度の鏡像文字ではないだろうか。今後検討が必要である。そうならば、「鏡像文字に気づかない」症状が発現したため鏡像文字がみられた可能性がある。

もう一つの鏡像文字発現のメカニズムは、「左手における勝手な鏡像書字運動」である。左半球損傷により、左手で字を書こうとすると左手が勝手に動いて鏡像文字を書いてしまうという症状が発現して、左手の鏡像文字が出現するという仮説である。この要因では軽度の鏡像文字だけでなく、重度の鏡像文字が出現する。勿論、この要因に加えて、第一の要因（鏡像文字を書いていることに気づかない要因）が加われば、鏡像文字はさらに重くなる。ただし、「左手における勝手な鏡像書字運動」によって、重度の鏡像文字を呈しても、普通は2カ月程度で消失するのが普通である。だんだんと鏡像文字を訂正して正像文字が書けるようになってくるのである。

左手における勝手な鏡像書字運動は左半球の頭頂葉損傷で生ずることが以前から報告されてきた（村本・杉下・豊倉、1978)[2]。ところで、どのようにして、左頭頂葉損傷あるいはその他の部位の損傷は「左手における勝手な鏡像書字運動」を引き起こすのだろうか？ 1つの説は次のようなものである。左半球には正像文字を書く運動プログラムが存在し、右半球には鏡像文字を書く運動プログラムが存在している。左半球が健

全に働いていれば、左半球の正像文字を書くプログラムのみ喚起され、右半球の鏡像文字を書くプログラムは左半球によって抑制されている。しかし、左半球の頭頂葉損傷によってその抑制ができなくなり、左手で書こうとすると右半球の鏡像文字を書くプログラムが喚起され、鏡像書字運動が勝手に起こり、鏡像文字が生ずるという説である。

　しかし、右半球に鏡像文字を書くプログラムがあるという説については否定的な事実がある。左右半球を連絡する脳梁を切断された症例では、左手の運動はほぼ右半球が司っている。そのため、左手で書かせると、右半球に鏡像文字があれば、鏡像文字が出現するはずであるが、そのようなことは報告されていない。右半球に鏡像文字を書くための運動プログラムが存在するという説は脳梁切断例の研究からは実証されていないのである（杉下、2004)[4]。

　もう一つの仮説は、左半球の頭頂葉損傷によって、視覚および体性感覚からのフィードバックが効かなくなって、「左手における勝手な鏡像書字運動」が生ずるというものである。鏡像書字をする患者に左右反転メガネをかけて書字させると、視覚的および体性感覚からのフィードバックが効かなくなっていることが示唆されるからである（杉下、2004)[4]。

　「左手における勝手な鏡像書字運動」は「他人の手徴候」[5]という症状に似ている。この症状は患者が使用しようと思っていないのに、左手がトンカチやハブラシなどを勝手に使用してしまう症状である。左前頭葉内側面損傷で生ずるといわれ、左手の運動が左半球の抑制から脱したために生ずるといわれている。今後、この症状と「左手の勝手な鏡像書字」との関係を検討する必要があろう。

Ⅳ. 今後の研究に向けて

　脳損傷で生ずる鏡像文字については、多くの検証すべき課題がある。「左手における勝手な鏡像書字運動」を引き起こすのは左頭頂葉損傷なの

か、それとも他の脳の部位の損傷なのかという課題をはじめ、「左手に鏡像文字が生じたとき、右手でも生じるのか」という課題や「鏡像文字を書いていることに気づかない」という症状は視覚性認知障害なのか注意障害なのか、といった課題がある。

今後の研究に向けて、注意を払わなければならないのは鏡像文字についての検査の仕方である。まず、患者に書かせる文字数はあまり少ないと鏡像文字はでない。ある程度の字数を書かしてみる必要がある。脳損傷後なるべく早い時期にWAB失語症検査の書字の部分、すなわち名前、住所、1～10の数字、漢字単語9語、仮名単語9語、短文の書取りくらいを検討し、鏡像文字がみられたら、詳細な検査を行うのがよいだろう。鏡像文字に気づくかどうか、および左手の勝手な鏡像書字運動があるかどうかを観察するだけでなく、この2つの点に研究の重点を置く必要があると思われる。鏡像文字に気づいた場合、いつ頃まで正像書字の練習を被験者に控えさせるかも重要なポイントである。

文献

1) Buchwald. Spiogelschrift bei Hunkranken, Berl, Klin. Wochenschr, 15: 6-8, 1878
2) 村本治, 杉下守弘, 豊倉康夫：脳梗塞により起こった鏡像書字——症例報告と発現機構に関する一考察——, 脳神経 30 (10) 1093-1099, 1978
3) Tashiro, K., Matsumoto, A., Hamada, T., Moriwaka, F.：The aetiology of mirror writing ; a new hypothesis. J. Neurol, Neurosurg, Psychiat, 50 : 1572-1578, 1987.
4) 杉下守弘：言語と脳　第4章, 鏡映文字, pp78-84, 講談社学術文庫, 2004
5) 杉下守弘：脳梁症候群, 精神科 Mook No.29 神経心理学, 248-249, 1993.

科学のなかの鏡像書字

本村　暁

　MacDonald Critchley（以下、クリッチュリー）は20世紀の英国を代表する神経内科医である。

　クリッチュリーは、1900年2月2日、英国ブリストルに生まれ、ブリストル大学で学位を取得した。その後、医師としての経歴はロンドンで全うし、National Hospital Queen Square、King's College Hospitalで臨床研究に従事した。研究の内容は多岐にわたり、例をあげると動脈硬化性パーキンソニズムや前大脳動脈症候群などがある。しかし、主な関心の対象は高次の脳機能障害であったことが明らかで、「発達性読字障害」「手話法の失語」「発作性失語」「視覚保続」「半側空間無視」「地理的障害」「ゲルストマン症候群」「大脳半球優位」「幻覚」についての論文がある。

　1927年にNational Hospital Queen Square、Kings College Hospitalのスタッフ医師に就任し、1930年にはFRCPに選任された。1948年から1953年までは神経学研究所 Institute of Neurologyの所長を勤めた。1965年から1973年にかけてWorld Federation of Neurologyの理事長、学会誌Journal of the Neurological Scienceの編集長を歴任した。

　臨床のスタイルは、詳細な病歴の聴取と注意深い臨床観察、という基本的なもので、ジャクソンに代表される19世紀英国神経学の伝統を継承するものであった。彼の教育プログラムは内外から多くの聴講者を集めた。神経学的（神経心理学的）な診察は、手品師のように次々と検査の小道具を手際よく取り出して行われるものであったという。

　1997年10月15日、97歳で逝去された。クリッチュリーは、20世紀における最も傑出した神経学者の一人として記憶されている。

本書は"MIRROR-WRITING"（1928）の全訳に、解説と解題を付して編集したものである。クリッチュリーには臨床神経科学の幅広い分野の論文、著書がある。著書には"The Parietal Lobes"（1953）、"Aphasiology and the Other Aspect of Language"（1970）という神経学の古典があり、"The Divine Banquet of the Brain"（1974）、"The Citadel of the Senses"（1986）、"The Ventricles of Memory"（1990）というエッセイ集もある。

そのなかで、"Mirror-Writing"は最初のモノグラフである。その刊行に先立って同じ主題について書かれた学会抄録や論文がある。このことから20歳台半ばの若き研修医クリッチュリーが、症例研究を基にして文献的考察を加え、纏め上げたのが本書であることが窺える。また、展開される考察の広がりからは、医学研究に留まらない彼の関心と視野の広さが窺える。例えば、文字の起源と発達についての詳細な記述などはその一例であろう。

本訳文は、当初筆者が「認知神経科学」に2回に分けて全訳を分載したものである。「認知神経科学」掲載時には、通常の論文調（「である体」）を用いた。しかし本書の内容が1928年3月7日、パリ警視庁付属医務室にて口演されたものであることから、文体を「です、ます調」の口語体に書き換え、講演としての臨場感をもたせることとした（本文脚注参照）。

しかし何故、パリ警視庁なのであろうか？

晩年の書である"The Ventricles of Memory"（1990）には、多くの神経科学者との交流の思い出が収められている。そのなかにフランスの精神科医クレランボーへの追憶を綴った1章がある。クレランボー（Gaétan Gatian de Clerambault, 1872-1934）はパリ警視庁に付属した医務室（パリ監察医務院）に勤め、「20世紀初頭における最大の臨床精神医学者の一人（アンリ エー）」といわれている。鏡像書字の学会発表に関心をもった識者の紹介で、クリッチュリーはパリで講演することとなり、その講演会を主催したのがクレランボーだったのである。講演は英語で行なわれる予定であった。

　そして当日。クレランボーは、会場である彼のクリニックにクリッチュリーを招いた。聴講者はすでに集まり、そこで「スライドを頼りに」クリッチュリーは英語で講演するはずであった。しかし、プロジェクターが準備されていず（！）、スライドを聴講者に1枚1枚手渡して、回覧しながら、短い文の英語でゆっくり講演しなければならなかった。1枚のスライドを聴講者全員に回覧して、そのパラグラフを短い英文で慎重に話す。たいそう長時間となったその苦労談が、淡々とした筆致で記されている。

　これが、クリッチュリーとフランスの出会いであった。

　"Mirror-Writing"は、ほぼ文庫本の大きさで、本文80頁の小冊子である。本文の内容は、
第1章、臨床的側面 the clinical aspect、
第2章、発生機序 pathogenesis、
第3章、アルファベットの発達 the development of the alphabet、
第4章、倒立書字と下向き書字 inverted writing and downward writing、
第5章、逆転発話 backward speech、の5章と付図からなる。小見出しは訳者がつけたもので、原書にはない。

ここで、本書を要約的に眺めてみよう。

　第1章では、鏡像書字の定義にはじまって、正常者や様々な病態において出現する鏡像書字についての丁寧な記述がなされている。この章の先行研究の詳しい紹介は史料として貴重なものである。また有名なレオナルド・ダ・ヴィンチの鏡像書字についても言及されている。この、鏡像書字における「レオナルド・ダ・ヴィンチ問題」については、田代による解説を参照されたい。第2章は鏡像書字の発現メカニズムについての記述である。ここにはvisual hypothesis、motor hypothesisというメカニズムの説についての昨今の議論の大部分が、既に先取りして論じられていることに読者は驚かれるであろう。第3章は文字の起源、アルファベット文字の発達や文体の変遷の歴史が俯瞰されている。第4、5章は倒立文字、下向き書字、逆転発話という非常に稀な病態についての文献例、症候学、分類、発現機序についての解説である。これらの稀な症状については、本書は現在でも臨床研究の第一級資料となるであろう。

　本訳文は、共著者の一人である杉下が英国留学中に入手したコピー原稿を、筆者が訳出したものである。まず、妻が草稿を作成した。原著出版元のKegan Paul社との版権交渉は一括して新興医学出版社に依頼した。その過程で出版元に原著の在庫が1冊もないことが判明した。このように、国内外において本書が大変な稀覯本であることが分かり、あらためて出版の意義を実感したものである。そこで、鏡像書字について研究論文を公表している杉下守弘、波多野和夫、田代邦雄の3先生の協力を得て刊行に至った。貴重な論考をお寄せ頂いた先生方には御礼申し上げたい。とりわけ杉下先生からは原書のコピーを頂き、本書のきっかけを作っていただいた。本訳書の出版をともに慶びたい。

版権交渉をすすめ、なかなか進まない原稿の進捗状況を辛抱していただいた新興医学出版社の泉　道子、服部治夫両氏に御礼申し上げたい。

最後に、

原著の脚注から、パリ警視庁付属医務室を舞台としたクリッチュリーとクレランボーの1928年3月の邂逅劇に辿りついたのは、森山成栜氏の御教示によるものであった。記して記録に留めたいと思う。

文　献

1) Critchley M. Mirror-Writing, Kegan Paul, Trubner, Trench & Co., London, 1928.
2) Critchley M. The Parietal Lobes. Edward Arnold, London, 1953.
3) Critchley M. Aphasiology and Other Aspects of Language. Edward Arnold, London, 1970.
4) Critchley M. The Devine Banquet of the Brain. Raven Press, New York, 1979.
5) Critchley M. The Citadel of the Senses. Raven Press, New York, 1985.
6) Critchley M. The Ventricles of Memory. Raven Press, New York, 1990.
7) Critchley M. Cerebro-cerebellar Diplegia with Mirror Writing. in Proceedings of the section of Neurology of the Royal Society of Medicine. Brain 49：247-8, 1926.
8) Critchley M. The significance of mirror writing. Pro R Soc Med 20：397-404, 1926.
9) Hung TP（洪祖培）. Tributes to Macdonald Critchley and his achievements in neurolinguistics. Acta Neurol Taiwan 17：127-31, 2008.
10) MacDonald Critchley（本村　暁訳）：Mirror-Writing, 認知神経科学, 5：175-182, 2003, 6：46-54, 2004
11) 大橋博司, 臨床脳病理学, 医学書院, 1965
12) 藤井　薫：大脳半球優位をめぐって, 現代精神医学体系, 3巻B, 中山書店, 1976, pp335-370
13) 新版精神医学事典, 弘文堂, 1993

あとがき

　ようやく「クリッチュリー鏡像書字」を上梓することができました。本書は神経学の古典としてのみならず、現在でも文献的な価値を有することはあきらかです。さらに、本書を通じて1928年（昭和3年）のクリッチュリーに私たちは出会うことができます。なにを診て、なにを調べ、どのように考えをめぐらせたのか。本書の内容と行間から28歳のクリッチュリーの息吹を感じることができるでしょう。

　原文はラテン語、フランス語、イタリア語混じりで、イディオムが頻出し医学論文とは趣を異にするものでした。翻訳が辞書との単なる照合でないことを実感したものです。原著者の意を伝え切れない部分があれば、訳者の非力によるものであり、読者のご寛容をお願いいたします。

　本書の刊行には、次の方々のさまざまな協力がありました。文中、敬称などは省略させて頂きます。

杉下守弘：英国留学中、原著者がかつて在籍したQueen Square神経学研究所の図書館において原著のコピーを入手した。文庫本のような体裁の本であったという。そのコピーを筆者が入手したのは1980年であった。

本村美津子：草稿を作成した。これで登山口をくぐることができた。

翻訳業者A：翻訳困難であった英語の慣用句表現を依頼した。
翻訳業者B：引用されたイタリア語原文の翻訳を依頼した。

田代邦雄：「認知神経科学」に初出したMirror-Writing全訳を読み、筆者に「日本語版」の出版を熱心に勧めた。この勧めが筆者の背中を押した。

波多野和夫：久しぶりの電話と突然の依頼にもかかわらず、解説文の執筆を快諾してくれた。

泉　道子：元新興医学出版社、「高次脳機能研究」編集担当者。本書出版の事務的で煩雑な作業を一手に引き受けてくれた。版権の所在の確認と Kegan Paul 社との出版交渉と契約という複雑な仕事をすすめた。

Kegan Paul 社：本書の日本語版刊行に同意。

師岡 カリーマ エルサムニー：元 NHK アラビア語講座講師、慶應義塾大学。著書に「恋するアラブ人」「イスラームから考える」（白水社）。アラビア語の表記についていくつか示唆。本文の内容理解の手助けとなった。

森山成彬：精神科医、作家 帚木蓬生。本書の出自の謎解きが彼の教示によりすすんだのは、解題にも述べた通りである。小説「薔薇窓」（新潮社）はこのパリ警視庁付属医務室（監察院）を舞台としたものである。

服部治夫：新興医学出版社。泉さんの後本書の編集を担当。長い間、入稿を待って頂いた。

以上、記して謝意を表したいと思います。

2011 年 9 月

本村　暁

©2011　　　　　　　　　　　　　　　　第1版発行　2011年11月1日

クリッチュリー鏡像書字　　　　　　（定価はカバーに表示してあります）

検印省略		訳編	本村　暁
		発行者	服部　治夫
		発行所	株式会社　新興医学出版社

〒113-0033　東京都文京区本郷6丁目26番8号
電話　03(3816)2853　　FAX　03(3816)2895

印刷　株式会社　藤美社　　ISBN978-4-88002-830-9　　郵便振替　00120-8-191625

- 本書の複製権・上映権・譲渡権・公衆送信権（送信可能化権を含む）は株式会社新興医学出版社が保有します。
- 本書を無断で複製する行為，（コピー，スキャン，デジタルデータ化など）は，著作権法上での限られた例外（「私的使用のための複製」など）を除き禁じられています。研究活動，診療を含み業務上使用する目的で上記の行為を行うことは大学，病院，企業などにおける内部的な利用であっても，私的使用には該当せず，違法です。また，私的使用のためであっても，代行業者等の第三者に依頼して上記の行為を行うことは違法となります。
- [JCOPY]〈(社)出版者著作権管理機構 委託出版物〉
  本書の無断複写は著作権法上での例外を除き禁じられています。複写される場合は，そのつど事前に(社)出版者著作権管理機構（電話 03-3513-6969，FAX 03-3513-6979，e-mail : info@jcopy.or.jp）の許諾を得てください。